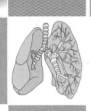

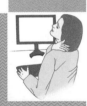

FM899 驾车调频

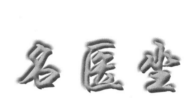

主编：高 源

上海科学技术文献出版社
Shanghai Scientific and Technological Literature Press

图书在版编目（CIP）数据

名医坐堂/高源主编 . —上海：上海科学技术文献出
版社，2015.8
ISBN 978-7-5439-6763-2

Ⅰ . ① 名…　Ⅱ . ①高…　Ⅲ . ①疾病—诊疗—基本
知识　Ⅳ . ① R4

中国版本图书馆 CIP 数据核字（2015）第 166004 号

责任编辑：张　军　黎世莹
封面设计：徐　炜
插　　图：黎世莹

名 医 坐 堂
主编　高　源
出版发行：上海科学技术文献出版社
地　　址：上海市长乐路 746 号
邮政编码：200040
经　　销：全国新华书店
印　　刷：常熟市人民印刷有限公司
开　　本：650×900　1/16
印　　张：12.25
字　　数：176 000
版　　次：2015 年 8 月第 1 版　2015 年 8 月第 1 次印刷
书　　号：ISBN 978-7-5439-6763-2
定　　价：28.00 元
http://www.sstlp.com

主　审：王治平　李　珂　曾晓萌
主　编：高　源
副主编：祝　颖　周维文

序

　　《名医坐堂》是上海东方广播中心旗下东方都市广播•899驾车调频的一档健康教育节目。1992年11月1日，节目正式开播。节目邀请上海市医务界的著名专家就各种常见病的防治保健知识进行深入浅出地介绍，并为听众开通热线，提供求医就诊方面的咨询服务。节目因其特色鲜明，兼具科学性、权威性、实用性而被广大听众誉为生活中不可缺少的"健康顾问"，成为沪上历史最悠久、最受听众喜爱和信任的一档健康类名牌节目。

　　二十多年来，她日渐成熟、魅力不减。伴随着互联网等新媒体方式的传播，她在广播APP阿基米德上也有自己的在线社区。广大听众不仅可以在社区内随时留言提问，得到名医的回答，还可以在线回听当天的节目。无论你在地球的哪个角落，都能清晰地收听并参与节目，这极大地突破了传统广播的地域限制。

　　《名医坐堂》一书的出版，弥补了广播媒体转瞬即逝、难以留存的遗憾。在快节奏的都市生活中，很多人往往忙于工作，无暇顾及自身健康。因此，我们衷心希望广大听众和读者们，能够喜欢并经常翻阅这本书，学会乐享健康生活，并且一如既往地支持《名医坐堂》节目。

上海广播电视台、上海文化广播影视集团有限公司 副总裁

王治平

目录

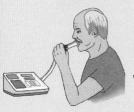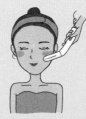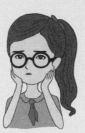
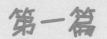

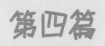

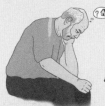

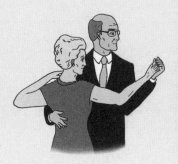

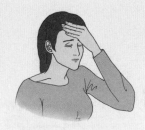

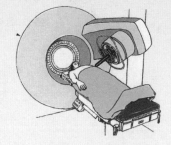

第一篇　四季养生

春季中药泡脚

节目嘉宾简介

上海市中医医院心内科主任董耀荣主任医师,现任上海市卫生局中医临床高层次人才,上海市医学会中西医结合协会心血管专业委员会副主任委员,擅长心肌病、心律失常、心力衰竭、冠状动脉粥样硬化性心脏病、心绞痛、高血压病、脑卒中(中风)、小血管病变等疾病的治疗。

门诊时间

周二上午、周四下午专家门诊;周二下午特需门诊;周五全天上海市石门路特诊部门诊。(最新门诊时间,请关注医院信息。)

高　源:那咱先说说"中药泡脚"有什么好处呢?

董耀荣:其实呢,中药泡脚是人体保健的一个重要手段,既廉价,又方便。因为人的脚底布满全身各个脏器的穴位,例如大家都知道的涌泉穴,是肾经的一个重要穴位。经常泡脚的话,就可以让全身各个脏器的气血运行比较通畅,照顾到全身健康。

高　源:那春季中药泡脚是不是有什么特别的讲究呢?

董耀荣：其实我们中医一年四季都提倡泡脚，但是每个季节泡脚的功效是不一样的。春天泡脚的主要功效是升阳固脱，提升阳气，不让它随着人的津液、汗液外脱。由于春季最需要调养的脏器就是肝，所以用特殊的方法泡脚之后，人的精气上升，浊气下降，肝气从而上下通畅；夏天泡脚的话，主要就是除湿去暑；秋天泡脚，主要是润肺，使我们很容易干燥的肺腑得到润育；冬天泡脚，主要是藏精温肾。

高　源：那我们中药泡脚有哪些需要注意的呢？

董耀荣：第一呢，我们中药泡脚的时候，尽量不要把中药的药渣放在泡脚水里。可以有两种方法来解决这个问题。一是可以用袋泡茶的袋子，把中药放在里面；二是可以先把中药进行熬煮，用熬煮完的汤水泡脚，这样都可以避免中药泡脚把皮肤泡得发黑的情况。

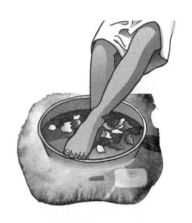

第二呢，就是水温不要过高，建议50℃左右，因人而异。适宜的水温是为了避免皮肤长期、慢性烫伤而引起颜色的改变。

第三呢，就是泡脚时间不宜过长，建议不超过30分钟。这是因为泡脚时血管扩张，泡得时间太长反而容易导致低血压。

第四呢，泡脚的时间建议在用餐两小时后。我们提倡是晚上入睡前泡脚，这样有助于睡眠。

第五呢，中药泡脚的时候，如果想效果好一些，泡脚水的高度可以浸没小腿一半以上，到足三里的部位，也就是膝盖下三个手指的位置，这样效果会更佳。

第六呢，在水温、时间控制好的前提下，泡脚是可以每天进行的。

高　源：有人问啊，怀孕的人不能泡脚，有这个讲法吗？

董耀荣：因为孕期一般气血比较旺盛，我们一般不建议怀孕的人泡脚。除非有特殊原因，像手脚冰凉或者睡眠质量差等特殊情况，可以慎重用温度不高的温水泡脚。

高　源：有一个听众想问一下，她从报纸上看到泡脚的时候加艾草和红花，可以治疗静脉曲张，这个配方可信吗？

董耀荣：太好了啊，说明我们这位市民的保健意识特别强。这个泡脚的时候加艾草和红花治疗静脉曲张，是特别有道理的。艾草呢，是温经通络，也就是生阳的，它在治疗女性的痛经当中，是常用的一味药。艾草加了红花以后呢，活血的功能就更强了，那么对于下肢静脉曲张就会有很好的效果。当然，这里也需要注意的就是，艾草加红花的中药泡脚方法，适合早中期的静脉曲张病症。对于出现皮肤发黑，甚至溃烂的晚期静脉曲张，就不适用了，因为可能会带来感染。对于早中期的静脉曲张病症，艾草加红花的中药泡脚方法是比较有效的，此外，我还建议再加一味中药——鸡血藤。总的说来就是，这个处方大致可以是艾叶15~30g，红花1~3g，鸡血藤30g左右，按这样的比例调配。

高　源：对了，您提到艾草对女性痛经有缓解作用，那么我想问一下，女性在生理期可以泡脚吗？

董耀荣：可以啊，因为女性痛经多发生于经期的第一天或者第二天，这样在经期反而需要泡脚，也能起到活血化瘀的作用。如果是痛经比较严重的话，我还建议在泡脚的时候，加一点生姜，能够起到温经散寒的作用。

高　源：有人说啊，用海边的水泡脚，可以治疗脚气，这个靠谱吗？

董耀荣：这个应该没有道理。脚气实际上跟睡眠有很大的关系，一般睡眠充足的人得脚气的概率会低一些,不能指望盐水能够完全杀灭真菌,治疗脚气。

高　源:像您说的啊,睡前泡脚可以有助于睡眠,那加点什么中药能让这个效果更好呢?

董耀荣:这是一个好问题啊。一般的人,睡前泡脚的话,睡眠都能普遍得到改善,睡眠质量提高。但有的人可能长期睡眠质量不好,是"老顽固"了,那么这个时候就可以考虑睡前泡脚的时候加一点五味子。因为五味子补五脏,有安神的作用。可以取五味子15克睡前泡脚,对长期睡眠质量不好的人群有帮助。

高　源:有的朋友就说自己经常手脚冰凉,那这种情况是不是特别适合泡脚呢?

董耀荣:当然是的。但是仅仅用热水泡脚,可能是"治标不治本"啊。如果想从根本上治疗,还需要再加一些能够从根本上改善气血通畅的中药,从而真正可以帮助这种"四逆症",也就是四肢冰凉较为严重的人群。针对那些少数的阳气虚的人群,可以加干姜,也就是阴干的生姜,这样温阳的效果比较强;对于大部分因为肝郁气滞造成四肢冰凉的人群,可以加生姜、陈皮,当然最好的办法是再加一味我们前面提到的五味子,改善睡眠,疏肝解郁,可以巩固长远效果。

梅雨天体内除湿

　　上海中医药大学附属龙华医院中医内分泌代谢科的何颂华主任医师,上海中西医结合协会养生学与医学康复专业学会的副主任委员,脑心同治专业常委和虚症的专业委员,上海中医药协会全科专业常委,擅长糖尿病、肥胖症、高尿酸血症及代谢综合征的中西医结合诊治。

门诊时间

　　周一下午特需门诊,周四上午专家门诊。(最新门诊时间,请关注医院信息。)

　　高　源:我特别想问您一个问题,就是现在黄梅天啊,周围空气湿度大,那么相应地人体内湿气也会重,这个有道理吗?

　　何颂华:这是符合中医观点的。中医学认为,人和自然是一个整体,四季气候变化会对人体产生影响。相应地,人体为了适应季节变化,也会做出一定的反应或出现一些症状。

　　高　源:那什么样的症状就表明我们体内湿气重了呢?

何颂华：主要是以下几个方面，第一呢，梅雨季期间，空气中湿度较大，人体内易产生湿邪，人往往觉得困乏、嗜睡。第二呢，就是在消化系统也有一些典型表现，比如说食欲下降、恶心，严重的可能会出现排便异常、腹泻等。另外，一些特殊体质的人会出现皮肤的真菌感染。实际上呢，湿气重的人一般分为两种类型：寒湿和湿热。寒湿的话呢，一般会出现大便溏薄，易腹泻，手脚冰凉的症状，舌苔白腻，舌头胖，有齿痕。湿热的话，一般会表现为口苦、舌苔黄腻。大家也要注意根据这些症状区分清楚，下面我们会针对不同体质的人采用不同的祛湿方法。

高　源：有个观众问，他是两只脚肿，每天用薏苡仁、赤豆、冬瓜皮、玉米须泡脚，泡了就好了，过几天不泡又肿了，他担心长期用薏苡仁泡脚会导致钾流失，是这样吗？

何颂华：一般来说，中药不至于做到像西医那样利尿排钾而导致钾流失。如果普通人正常饮食的话，一般都不会缺钾。而如果反复用一些散湿利尿的中药，病情也跟着反复，那还是需要查一下真正的病因，弄清楚到底是什么原因引起的脚肿。

高　源：也有朋友说，黄梅天多吃点辣，可以排湿，您觉得有道理吗？

何颂华：有一定的道理。中医一般有两种方法祛除湿邪，一种是吃苦可以驱湿，比如吃苦瓜；还有一种是芳香化湿，吃一些有芳香的食品或者调味品，也可以祛湿。当然，辛辣的食物也是可以祛湿的。但是究竟是吃苦还是吃辣来祛湿，要看人的具体体质。如果你是寒湿体质，那就要吃辛辣的来祛湿；如果你是偏湿热的体质，经常口苦、舌苔黄腻的，那就要吃一些苦寒的食物祛湿。

高　源：也有的网友说，这样的天气饮食上应该"多吃苦，少肥甘"，是吧？

何颂华：是的，因为这些肥腻甘甜的食物都是助湿的。所以梅雨季节，饮食应尽量清淡，少吃肥甘食物，"肥甘"即脂肪含量高的食物与甜的食物，尤其是像荔枝、芒果、榴梿等热性水果，这些水果助湿又上火，很不适合在黄梅天吃。但也不是所有的水果都不能吃，吃些"淡"的、味道不浓烈的水果，比如西瓜、葡萄等，是有助于除湿的。

高　源：又有的网友说，这个黄梅天喝茶也是有讲究的，要少喝绿茶，多喝红茶、乌龙茶，您觉得这有道理吗？

何颂华：其实这几种茶也就是发酵程度的不同，如果完全发酵，那就是红，乌龙茶是半发酵的，绿茶是清明时节刚上来的茶。如果你的湿气重，特别是寒湿体质的人，应该尽量少喝绿茶，喝些发酵茶，比如红茶，可以帮助排出湿气、祛除寒邪。不仅梅雨季节是这样，全年都是适用的。

高　源：那能不能在泡脚的水里面加一些除湿的中药，来祛湿呢？

何颂华：可以的。但这个也要分人的体质，寒湿体质的人梅雨季泡脚的话，可以适当加一些性温、芳香的中药材，帮助化湿，而那些湿热型体质的人不适宜用这些药材。可以用比平时略高一些的水温泡脚，这样可以帮助你微微出汗，从而带走体内湿气。

陆阿婆：我就是舌苔白，容易疲倦，嗜睡犯困，而且忽冷忽热，您看应该怎么办？

何颂华：像您这种情况啊，是一种随着年龄大了，气虚伴随脾虚的湿邪，但是看您对外部湿气的症状并不是很典型，所以我们考虑从中医的角度，可能还是要从补气方面来进行调理。可以考虑用些人参、黄芪来补气,这样脾虚症状改善了以后,身体在排出湿气的同时,也不容易受到外界湿气的侵入。

蔡女士:我的舌苔又白又厚,晨起嘴巴苦,身上总出汗,吃不下饭,嗜睡,去看中医,医师说我是湿热。黄梅天时,这些症状就特别明显,您看该怎么办呢?

何颂华:从您描述的症状来看呢,您本身可能就是湿重的体质,所以在黄梅天里会更加难受。会出现多汗无力、舌苔厚、消化不良、关节疼痛等症状。像您这种情况,在这种黄梅天,应该采取一些措施,预防或减轻湿热的影响。首先在饮食上,您可以吃些化湿的食物,像薏仁、冬瓜,还有清热的食物,像绿豆、赤小豆等,再辅以藿香正气水、保和丸等药物;其次呢,在生活起居上也注意,比如下雨天早晚时分,家中窗户要关闭,不下雨的时候,白天要开窗通风。还要适当运动,促进身体气血循环,这样可以有效帮助排湿。还要注意运动后及时擦干身体出的汗,做好这些方面,相信肯定会对您在黄梅天时产生的症状有所缓解。

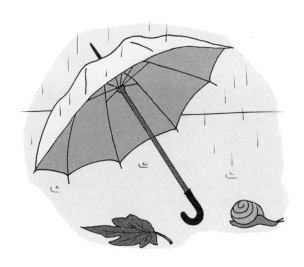

解酒攻略

节目嘉宾简介

　　上海中医药大学附属龙华医院消化内科的柳文主任医师，师从上海名中医马贵同教授，擅长慢性胃炎、消化性溃疡、炎症性肠病等消化系统疾病诊治，形成了以脾胃为中心的中医诊疗特色。

门诊时间

　　周一下午特需门诊。（最新门诊时间，请关注医院信息。）

　　高　源：看您也是擅长消化道疾病的诊治啊，那酒喝多了的话，首当其冲的是不是消化道啊？

　　柳　文：对的。首先，乙醇（酒精）从口腔进入到胃里，对食道和胃黏膜都会产生刺激；其次，酒精会加重肝脏负担，因为乙醇的吸收和分解都在肝脏部位；最后，喝酒进食后十二指肠处容易堆积食物，从而也会加重胰腺工作负担，影响正常的胰岛素分泌。除了对人的消化道首先产生影响之外，进入血液中的乙醇还会刺激血管内皮，加速血管硬化，对心脑血管也会产生不好的影响。总之，喝酒伤身是毋庸置疑的。

　　高　源：在现实生活中，我们经常发现有的人"千杯不倒"，有的人

"一喝就醉"，这是什么原因呢？

柳　文：其实，个人的酒量是和身体如何来解酒有关的。人体解酒是和两种酶有关，一种是乙醇脱氢酶，另一种是乙醛脱氢酶，它们都与肝脏有关。酒的主要成分为乙醇，进入人体后首先是乙醇脱氢酶把酒中的乙醇分解成乙醛，之后乙醛脱氢酶再把乙醛分解为二氧化碳和水，最后被代谢掉。所以，实际上是这两种酶的分泌是否丰富，决定了一个人酒量的大小。如果一个人这两种酶比较丰富，乙醇代谢能力就比较强，酒量就会比较好，反之，酒量就小。

高　源：还有一个有趣的生活现象啊，就是有的人一喝酒就脸红，有的人怎么喝酒脸也不红，这又应该怎么解释呢？

柳　文：这实际上还是与我们刚才上面讲的两种酶有关系。因为我们摄入的90%的乙醇都会在人体的肝脏部位代谢分解。在乙醇被乙醇脱氢酶分解成乙醛后，还需要乙醛脱氢酶进一步把乙醛分解成二氧化碳和水代谢掉。但是如果乙醛脱氢酶缺乏，那么乙醇就会以乙醛的形式大量潴留在身体中，而乙醛的积聚会造成大量毛细血管的扩张，从而出现脸红。实际上，乙醛不能快速代谢到人体之外，对身体会有危害，所以我们平常的说法"喝酒脸红的人能喝"完全是个误区，也应该不要再对喝酒就脸红的人劝酒了。

高　源：那这个酒量能练出来吗？

柳　文：其实和吃辣的道理相通，练酒量就是增强人体对酒精的耐受性。而要想提高人体对酒精的耐受性，就需要在比较长的一段时间一直不断地喝酒，降低人体对酒精的敏感度，实际上这种"锻炼"对人体是有很大伤害的。

高　源：有听众朋友问，他患有十二指肠溃疡，是不是也不适合多喝酒?

柳　文：是的，我们前面也提到过。如果患有消化道溃疡，包括胃部和十二指肠溃疡，乙醇会对溃疡的愈合产生不利，或者引起溃疡的复发。对十二指肠的调养，如果确诊是十二指肠溃疡，那么首先需要的是正规的、满疗程的治疗，排除一些意外的情况。其次在生活起居，要尽量避免喝酒、吸烟、劳累，因为这些都会造成胃黏膜的血液供输不足，加重病情。

高　源：那上面也涉及养胃的问题了啊，胃不好的，吃啥能养胃呢?

柳　文：这个问题实际上有点宽泛啊。其实很难说明哪一种食物对胃黏膜有特别好的保护，但是我们从饮食方面来养胃有几条原则，大家可以参考一下。第一呢，对于慢性胃炎或是消化性溃疡的患者来说，饮食不能太寒凉，尽量吃些温的。第二呢，吃的食物应该是软的、易消化的，坚硬刺激的食物尽量不要吃。第三呢，吃的食物要适量，不可过饱。当然，平时有脾胃虚弱的患者，中医里确实有一些中药像山药、莲子都有养胃、健胃作用。

高　源：总的来说，喝酒是伤身的啊，但如果有的情况不得不喝酒，我们有什么办法吗?

柳　文：首先，喝酒之前可以做一些准备。

1）我们不提倡空腹喝酒，因为空腹的话，没有食物缓解乙醇被人体的吸收，就会特别容易醉酒。

2）喝酒前可以适当吃点面条、馒头这些容易消化的淀粉类食物，这些可以被消化成葡萄糖，可以提供能量，对乙醇的代谢也起到一定的作用。

3）喝酒前可以吃点新鲜蔬菜，因为新鲜蔬菜里含有一定的抗氧化剂，对保护肝脏有一定的作用。

4）喝酒前可以吃点酸奶，可以保护胃黏膜，也可以缓解乙醇对胃肠道的刺激。

喝完就抠喉咙对缓解醉酒可能有一定用处，但呕吐频繁、剧烈的话，会损伤胃黏膜，可能导致"贲门撕裂综合征"，也就是胃贲门这个部位的黏膜出现撕裂出血，所以这种办法解酒并不足取。

此外，适量的淡茶是可以作用到肾脏，起到利尿、解除乙醇的作用的，但是浓茶是绝对不可以的，过多的茶碱一方面反而会增加肾脏的负担，另一方面可能会收缩血管，增加心脑血管的负担。咖啡和碳酸含气饮料也是不合适的，对黏膜都有刺激作用。酒中、酒后喝点淡茶、醋、橙汁、芹菜汁或葛花、葛根熬汤或吃点山楂丸，都是可以的，都能起到一定的解酒作用。至于有传说感冒药能解酒，是不靠谱的，大家就不要尝试了。

高　源：有这样一个观点啊，说每天"咪两口"，可以扩张血管，对身体好，这个有道理吗？

柳　文：对酒而言呢，红葡萄酒确实对软化血管有作用，但大量的临床研究发现，如果要达到治疗血管疾病的作用，每天需要的量是很大的。所以，我们不推荐用这种方法来治疗血管疾病。但是如果想对血管起到一定的预防保健作用，每天少量饮酒，控制在20~30毫升倒是可以接受的。

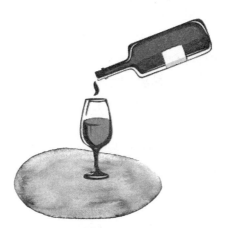

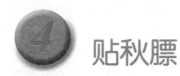

贴秋膘

节目嘉宾简介

　　上海中医药大学附属岳阳中西医结合医院老年科的吴晨副主任医师，擅长中西医结合治疗老年慢性病和老年人的中医调理。

门诊时间

　　周二下午专家门诊。（最新门诊时间，请关注医院信息。）

高　源：这个"贴秋膘"，是不是也有一个由来啊？

吴　晨：其实呢，"贴秋膘"最早在北方流行。因为北方天气寒冷，以前食物比较匮乏，人们为了御寒，选择在秋季大量补充能量，以畜牧类的食物为主。在南方，食物相对充足，经过夏天连续高温，人的胃口较差，很多人体质变弱，天气转凉，人的胃口也开了，很多人就想通过食补来进补，这个也算是一种"贴秋膘"的方式。

高　源：很多现代人都营养过剩，像很多有血脂高、糖尿病啊，还要减肥之类，那什么样的人才需要"贴秋膘"呢？

吴　晨：首先是老年人比较适合"贴秋膘"。虽然很多老年人有高血压病、糖尿病,他们往往关注血脂指标,但血脂高不代表体质好,也不代表营养超标。有些人脾胃功能很差,胃口不好,面色差,在中医看来,就是气虚、气短。所以老年人是适合适当补一点的,也是为了平安过冬打基础。所以老年人如果体质虚弱、尤其经历大手术后,那还是建议适当进补,也就是平补,而非大补,注重滋阴润燥。因为平补比较适合这个干燥的季节,而温补的食物如牛羊肉、鹿茸、虫草等都太热性了,秋季比较燥,用温补反而容易上火,补了会腻,倒了胃口。平补的食物,水果以梨、葡萄等为主,肉类以鱼虾、鸭子为主。我们的建议是"多酸少辛",少一些辛辣多一些酸的东西,尽量少吃反季节食物,同时注意肺部的保养。

其次,如果你准备冬天吃膏方,那应该知道膏方之前有个开路方,调理脾胃,祛湿去火,促进冬令进补。所以,实际上"贴秋膘"是冬令进补的前奏,而每个人也都是适合不同程度"贴秋膘"的。以前"贴秋膘"以荤食为主,现在已经不是这样了,注重粗粮,像山药补脾肾,薯类助通便等。此外,多吃一些水果、蔬菜等,注意保持营养均衡。

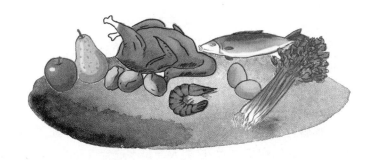

高　源:下面,我们跟大家分享几个秋季实用的"贴秋膘"的方法。

吴　晨:首先我们的秋季第一补是山药,可以加米仁、枸杞熬粥;秋季第一水果是梨,我们前面也说到过啊,补充水分,滋肺润燥;秋季第一菜是莲藕,这个也是当季的食物,滋阴润燥,尤其适合糖尿病患者。

高　源：有听众朋友问，有慢性肾炎，能补吗？

吴　晨：慢性肾炎的话，首先要看血尿为主还是蛋白尿为主。如果以蛋白尿为主的话，患者还是需要适当补充蛋白质，来增加抵抗力，我们推荐鱼虾、鸡蛋、鸭肉为主的优质蛋白，少吃些豆制品；如是以血尿为主的话，那建议是以休息为主。

高　源：有听众朋友问，他是男性，54岁，体检各指标正常，吃饭、睡眠都好，就是很瘦。身高1.72米，体重只有53千克。请您帮忙看一下如何调理才能胖一些？

吴　晨：我们的建议是先检查一下，尽量排除一下器质性的疾病。如果排除了那些器质性疾病的话，在我们中医看来，瘦人往往多是阴虚体质，常常会表现为口干、脸色灰黄等症状，可以适当用些滋阴的药物，此外多吃水果也会有帮助。

高　源：上面一位观众是想"贴秋膘"增肥啊，也有的听众会问，如果比较肥胖，又该如何调理呢？

吴　晨：肥胖的人我们首先要看舌苔，如果患者舌苔比较平腻，或者是平时爱喝酒、经常吃小龙虾、辛辣的烧烤和火锅等食物，胃火较旺，除了痰湿还有痰热的症状的话，这类人群是不适合进补的，反而要用些清热泻火的东西。多吃一些苦味的东西，保持饮食清淡。此外，除了饮食之外，建议每天增加半小时以上的运动，而且一定要坚持，这样可以取得比较好的调理效果。

王女士：我一直胆固醇比较高，昨天痔疮又发了，去曙光医院肛肠科看痔疮后，医师说我体质差，要大量补充营养。您看我这种情况该怎么办?

吴　晨:秋季比较干燥,中医看来肺与大肠相表里,所以秋季除了咽干口燥之外,还有可能会出现便秘。尤其痔疮患者首先要保证排便通畅,饮食上要多喝水,多吃富含膳食纤维的食物,适当补充些水果,补充水分。看您的情况,其实胆固醇高并不说明营养状况很好,也有可能是因为老年人年龄大了以后,酶的代谢功能降低引起的,所以胆固醇高的患者也不能全吃素而不吃荤。也应该适当吃些鱼虾、鸭子、芹菜、薯类等,同时注意适当运动。

杨女士:我呢,今年65岁,常年素食,有结肠炎,经常有口腔溃疡。您看像我这种情况,秋季该如何调理呢?

吴　晨:像口腔溃疡,我们一般认为是胃火过旺、脾虚导致的。所以秋季想要调理的话,饮食上食物应该以健脾为主,包括山药、红薯、米仁等,同时注意少吃辛辣。说到米仁,其实我们经过一个夏天下来湿气比较大,秋天往往容易腹泻,而米仁可以除湿,对肠胃功能有好处。另外还值得重视的一点是,如果口腔溃疡反复在一个部位发作的话,就要引起注意。还有,溃疡性结肠炎往往与免疫机制异常有关,应该去看一下消化内科。

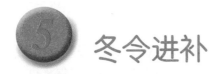

冬令进补

节目嘉宾简介

　　上海中医药大学附属龙华医院中医传统治疗部主任赵海音主任医师。赵海音医师擅长以针药结合整体调理的方法治疗内外科疾病，如腰椎病变、难治性面瘫、代谢异常所致的超重或消瘦等。

门诊时间

　　周一上午、周四上午在本院浦东分院，周一下午、周五上午在总院。（最新门诊时间，请关注医院信息。）

　　高　源：咱们今天的主题是"不吃膏方，冬令也能进补"，那不吃膏方，都有哪些其他方法呢？

　　赵海音：其实，吃与不吃膏方，我们追求的一个目标是人体气血调和、营养平衡、保持健康。一般我们选择在冬季吃膏方比较多，因为冬季是储藏能量的时节。除了膏方作为进补的方法之外，还可以有很多的方法调和气血，达到营养均衡。主要可以分为三种，第一种叫作外治法，包括针刺、艾灸、熏蒸、敷贴；另一种叫作内服法，包括普通汤药、单味药或膏（如阿胶）；还有一个就是食疗，通过食物的调整，来防病治病。

　　高　源：是不是如果是虚症的话，就必须要补啊？

赵海音：对。实际上，不是每一个人都需要吃膏方。从中医的角度看，"有需才补"。虚症情况比较单纯的人，就很适宜用单味的药或膏，比如一些气虚患者，表现为面色黄白、疲乏、动一下就无力的症状，如果脉搏平和，舌苔不是很厚腻，就可以用单味的人参解决问题，就没有必要服用复方的膏方进补。

高　源：那人参应该怎么吃呢？

赵海音：从医学教科书的分类来说呢，人参的种类有西洋参、中国的生晒参和韩国红参。红参偏向补阳，会加些肉桂等一起使用，怕冷的人吃红参效果较好，身体有内热的患者就不推荐再吃红参了；生晒参适合那些容易疲劳的人；而西洋参有滋阴作用，对熬夜的人有帮助。

现在药房中买到的多数人参都是水分较少的，而最新的观点流行吃新鲜的人参，也就是从产地摘下后，洗净直接冷冻运输，上海目前已经有药店卖新鲜人参了。其实呢，在中医看来，人参皂苷的含量决定了人参的滋补能力，所以新鲜人参比晒干的人参更具营养。当然参的吃法也有很多，但是我们不建议直接切片口服，建议煮或用盅来炖，因为炖煮本身就是消毒的过程。炖煮中放的水一定要超过人参至少2厘米左右，炖煮时间要够长，炖整晚都可以，这样也同时能使人参的有效成分充分释放。

高　源：说到人参，马上就得说到阿胶了，阿胶本身是热性，还是凉性的呢，又该怎么吃呢？

赵海音：阿胶本身是温性的，是补血的常用中药。如果想要讲究阿胶的高吸收率的话，我们建议是在饭前吃，早饭前或者晚饭前，还有吃完阿胶后的一顿饭要尽量清淡一些，可以提高吸收率。如果月经量较多的女性服用阿胶的话，要注意"熬膏不用酒"，就是不用黄酒，否则会使月经量更多。

高　源：癌症患者可以吃膏方吗？

赵海音：癌症患者在病情稳定之后，是可以吃膏方的。但是吃膏方应该在医师的处方之下，不能过多地增加患者肠胃的负担。

高　源：轻微高血压可以吃滋阴的生地吗？

赵海音：这个也是要看具体情况的，一部分高血压患者的确有阴虚，但还有部分患者有肾阳虚的表现。无论是汤药还是膏方，都要从阴阳平衡出发。生地的确有滋阴作用，但只要是滋阴，也一定会有助湿的作用。如果患者舌苔已经很厚腻，吃了生地反而湿上加湿，所以这个时候用复方药物治疗才更适合一些。

高　源：有听众朋友问，他老婆年初刚生完孩子，现在特别怕冷，想问一下应该吃什么膏方？

赵海音：如果她已经不在哺乳期了，是可以吃膏方的，如果还在哺乳期，暂时就先不要吃膏方。可以尝试一下外治法来缓解她的怕冷症状，比如说上面我们提到的针刺、艾灸等等，因为这个是通过激发人自身的功能来起作用的。

李先生：我现在有一点高丽参，但是好像这个不能随便吃，得区分是阴虚还是阳虚才能吃，我想问的是，能不能不去医院，自己能判断出自己是哪一种情况，来吃这个人参呢？

赵海音：您问了一个很复杂的问题啊。我们刚才说了啊，红参是偏向于补阳的，所以有内热的患者就不能再吃红参了。首先手脚凉，肯定是阳虚。但是呢，临床上我们有很多患者，阳虚的同时，还伴有阴虚的症状，比如说有的人舌头很红，或者便秘，所以如果单吃一味高丽参的话，很可能会加重这种症状。所以，如果您觉得自己没有阴虚的明显症状,您可以先小剂量地吃吃看。

丁女士:我舌苔很薄很红,中间有一条缝;左腿站起来的时候针扎一样地疼,过一会就好。还有晚上睡觉的时候,靠右边的一根筋疼得难受,白天又不疼。医师说我是阴虚,让我吃西洋参,您看是怎么一回事?

赵海音:从您舌苔的症状来看,倒是阴虚的症状,如果你吃西洋参的话,对你脚部的症状可能是没有什么明显效果的。你可以采用我们上面说到的,内治和外治相结合的方法治疗,一边吃西洋参,一边去附近医院做做针灸之类的。

张阿姨:我儿子20岁了,已经有很长时间一到傍晚或者晚上的时候,半边脸和耳朵,就会很烫很红,您看一下是怎么回事?

赵海音:从您描述的症状来看呢,应该是偏向阴虚是没有问题的。但是我们没有看到他的舌苔啊,脉搏啊,也不好明确判定,还是最好全面地看一下中医。

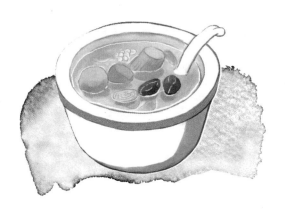

第二篇　呼吸通畅

鼻炎还是感冒

节目嘉宾简介

复旦大学附属眼耳鼻喉科医院顾瑜蓉副主任医师,擅长鼻内镜外科,即鼻息肉、鼻窦炎、腺样体肥大、鼻窦囊肿等鼻腔、鼻窦良恶性肿瘤的鼻内镜手术,鼻炎相关鼻颅底多种疾病的诊治,以及过敏性鼻炎的脱敏治疗。

门诊时间

周二上午、周四全天。(最新门诊时间,请关注医院信息。)

高　源:我们生活中也常遇到这种鼻炎和感冒区分不好的情况,那感冒和鼻炎怎么区分呢?

顾瑜蓉:感冒在鼻部的表现其实就是急性鼻炎的表现,像鼻塞、流清涕,也往往合并全身症状,像发热、咽痛、全身乏力;我们通常说的"鼻炎",也就是指过敏性鼻炎,它在鼻部的主要表现是鼻痒、流清涕、鼻塞,严重的时候也可能会有浓鼻涕。单从症状上来看,两者是十分相似的,但两者也是区别很大的。

它们持续时间不一样。很多感冒一般一周左右就会自己好转。而过敏性鼻炎则是反复发作,如果室内是过敏原,就会往往在清晨发作明显；如果室外是过敏原，是由不同环境引起，周期也就比感冒长得多。

可以通过观察有没有一些全身的并发症状区分。感冒通常伴随一些全身的并发症，像发热、咽痛、全身乏力等，过敏性鼻炎往往就没有。从这一点上来看，还是利于家长们进行区分的。

它们在鼻腔里的表现是不一样的。虽然两者外部症状上有些相似，但它们在鼻腔内部的表现肯定是不一样的，所以要到医院及时检查。

高　源：那是不是有过敏性鼻炎的人又往往容易得感冒啊？

顾瑜蓉：对的。过敏性鼻炎患者往往也容易感冒，因为有过敏性鼻炎的患者鼻黏膜有炎症，所以格外容易受到感冒病毒的侵犯。尤其是秋冬季节，感冒还会加重过敏性鼻炎，这就好像一个"恶性循环"。

高　源：也有人说，看一下你的小孩是不是长过奶癣，长过奶癣的小孩往往是过敏体质，是不是也就更容易得过敏性鼻炎呢？

顾瑜蓉：应该可以这么说。因为小孩子易发奶癣的话，是一种过敏体质在皮肤上的表现。过敏体质在孩子的不同年龄阶段，往往表现为不同的疾病。婴幼儿时期可能表现为奶癣、湿疹，学龄前可能就会表现为多发哮喘，大一点可能就会表现为过敏性鼻炎。当然这也不是必然的过程，主要是和过敏原接触相关，即便小时候生过奶癣，如果长期跟过敏原的接触不多，那可能也不会得过敏性鼻炎。

高　源：那大自然中有我们生活中那么多过敏原，为什么有的人对它们不过敏，而有些人过敏呢？

顾瑜蓉：其实这是一个很复杂的问题，首先，过敏是建立在一个遗传机制上的。基于遗传的过敏体质，我们称之为"特异性体质"。其次，是跟我们的大环境有关，比如全球变暖啊，雾霾啊，空气中的致敏颗粒物的增多也是导致现在并没有遗传过敏体质的人越来越多出现过敏的原因。

高　源：我们生活中经常看到有的孩子总是眼睛痒、鼻子痒，这是否也和过敏有关？

顾瑜蓉：是的，这种情况很可能是过敏性结膜炎，主要表现为眼痒、鼻痒、眼部水肿导致黑眼圈等，这部分患儿也很可能会合并有过敏性鼻炎。这也可以给家长们提个醒，也是一个判断孩子是不是有过敏性鼻炎的表现。

高　源：那很多家长就会担心啊，这个过敏性鼻炎能根除吗？这个治疗是不是也有相应的规范？

顾瑜蓉：我们说过敏性鼻炎是因为过敏性体质遇到了过敏原而发生的一系列症状，所以：
1）最重要的还是避免与过敏原的接触，尘螨、花粉、真菌、猫狗毛等都是主要的过敏源。所以要注意生活上的一些细节，比如要经常晾晒被褥，降低房间内的空气湿度等。
2）其次，冲洗鼻腔也是一个好方法。它可以冲走鼻腔中的过敏性物质和由此产生的炎症物质，一般8~9岁以上的孩子才能配合流水冲洗，年龄小的孩子可以选择雾化冲洗。如果你是自己冲洗，要注意：
① 切勿用力过大，以免损伤鼻黏膜。
② 保持吸鼻器自身清洁，尽量选用那些易于清洗的吸鼻器。
③ 使用0.9%左右的生理盐水，最好使用无碘盐，水温35℃左右。
3）一旦有了症状，就要遵医嘱用药了。最常见的就是抗组胺药，它往往用在症状轻的患者。炎症严重的患者可能就需要用鼻喷激素，它虽然是激素类的药物，但是它是一个局部用药，对全身的吸收并不是很明显，所以副作用很小。这个鼻喷激素在用药时也要注意一些方面：
① 在症状好转后仍要持续低剂量用药，巩固保障效果。
② 在易过敏的季节来临前，预防性用药，可以收到更好的效果。

呼吸通畅

③ 我们建议早晨八九点钟使用,符合人体生理上的激素波动,可以减少这个激素的副作用。

4)脱敏治疗可以尝试,但是目前局限较大。脱敏是针对病因的治疗,目前中国只有针对尘螨过敏的试剂,所以目前,只有尘螨过敏的患者可以进行脱敏治疗,一般采用舌下含服或打针的方式。完成整个疗程至少需要3年,有效率60%~80%,同时也可以减少对其他东西的过敏,一般适用于5~65岁之间的患者。

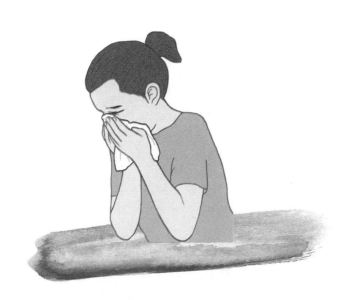

儿童哮喘

节目嘉宾简介

上海市第一人民医院儿内科主任洪建国,中华医学会变态反应学会副主任委员,上海医学会变态反应学专委会主任委员,上海市医学会儿科学专业委员会呼吸学学组组长,擅长小儿呼吸系统疾病、变态反应性疾病的诊治。

门诊时间

周二上午(本院松江南院)、周四下午(本院虹口北院)。(最新门诊时间,请关注医院信息。)

主持人: 我记得啊,哮喘应该是春秋季高发,那为什么儿童哮喘今年冬天会高发呢?

洪建国: 实际上,哮喘是儿童最常见的慢性呼吸道疾病之一。虽然从过敏原上来说,春秋季才是哮喘高发季节。但是儿童哮喘与成人哮喘很不同的一点在于,它的发作多与呼吸道感染有关。现在这个时候气温相比同期以往偏温暖,加上雾霾天气影响,使得门诊量激增。

主持人: 您为什么说儿童哮喘可以痊愈呢?

洪建国：根据我们公认的说法哮喘是不可治愈的疾病，而我们所谓的"痊愈"是指临床痊愈——也就是说哮喘经过正规治疗，大多数都可以维持正常人生活。而实际上儿童哮喘的痊愈率比成人高得多，如果是小孩子2岁前因为喘息就医，经过正规治疗，我们随访到4岁，65%以上的孩子就不会哮喘发作了。所以从这个角度来看，儿童哮喘是可以做到临床痊愈的，当然前提是经过正规治疗。

主持人：是不是也就是说，儿童哮喘与成人哮喘有很多不同点？

洪建国：是的，儿童哮喘与成人哮喘虽然有相似之处，但有很多区别：

1）诱发因素上：呼吸道感染作为哮喘急性发作的诱发因素，在儿童哮喘中占80%以上，在成人哮喘中仅占30%。

2）气道重塑严重程度上：哮喘导致的气道重塑，也就是气道损伤后"长疤"，在严重程度上，儿童远远低于成人，所以存在一定程度上的"可逆性"。

总的来说，儿童不是成人的缩小版，而是有个发育的过程，很多儿童疾病早期控制，维持脏器功能正常，临床痊愈机会就会远远高于成人。

主持人：儿童是不是一发病，就要治疗，还是陆续地发病才来治疗，这有讲究吗？

洪建国：首先，必须要对儿童哮喘进行诊断和确诊。并不是所有有喘息的儿童都是患有儿童哮喘，当然如果小孩子表现出来喘息的症状，又有家族史，这个时候我们会高度怀疑可能是儿童哮喘。

儿童哮喘的典型症状就是喘息，也就是呼气性呼吸困难，呼气时，嗓子里有声音。如果是吸气时有声音，应该考虑其他疾病。一旦发现有呼气时嗓子里有声音的症状，就应该及时就诊，让医师听诊判断是否是哮喘，并根据严重程度来进行施治。

主持人：你们对儿童哮喘也临床分级，是吗？

洪建国：是的，我们根据儿童哮喘的严重程度分为四级：

1）间歇性：一年发作一次，或者几年发作一次。这类患儿大多可能有一个触发因素，比如过敏，这种情况就不一定需要正规治疗。

2）持续性轻度。

3）持续性中度。

4）持续性重度。

一旦被诊断为持续性哮喘，就必须要正规连续治疗，否则它的严重程度会加重。

主持人：那哮喘患儿要终生用药吗？是否安全呢？

洪建国：实际上现在很多儿童哮喘的治疗都使用吸入给药，这种方法的药量比全身用药的药量小得多，因而安全性也高很多。所以关键是患儿的家长要认识到，哮喘是一种慢性炎症性疾病，即使它不发作，炎症还是在，仍然需要遵医嘱持续用药。同时，医师也会根据患儿的好转程度酌情减量，最终如果医师允许停药，那就表示临床痊愈了。所以家长不必担心会不会终生用药，而应该关注如何正规连续地治疗，尽快痊愈，因为没有医师希望患儿终生用药。

主持人：我看您的简历啊，"变态反应"实际上就是过敏啊，那这个小儿哮喘与过敏有关系吗？

洪建国：实际上，小儿哮喘与过敏有相当大的关系。大多数小儿哮喘患者都有过敏，但并非全部，也不是说有过敏的孩子都会得哮喘。这里我们需要注意的就是家族史，如果家长有哮喘，孩子有过敏，那么孩子患哮喘的概率就会是其他孩子的几倍。这个时候，家长带孩子去医院做一些早期识别和干预，对预防哮喘是很有帮助的。

辩护人：那过敏性鼻炎与哮喘是不是也有关系？

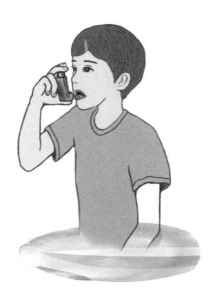

洪建国：事实上，过敏性鼻炎和哮喘密切相关，80%的哮喘患儿都有鼻炎，而至少30%的过敏性鼻炎患儿会发哮喘。所以，积极治疗鼻炎也是预防和治疗哮喘的重要方面。

马女士：我的孩子3岁了，被诊断为哮喘病。您说的那个吸入给药，我们在医院做得效果就很好，在家就不是很理想，想问问您这是什么原因？

洪建国：首先您做吸入治疗时在家使用的药如果和医院用的药是一样的，那就考虑是吸入装置和吸入方法的差别。在医院做的话，一般装置会比较好一些，雾化器喷出的药物颗粒可以直达下呼吸道。你可以看一看自己家用的雾化器是不是合格。

翁女士：我小孩现在2岁，在他1岁的时候被诊断为哮喘性支气管炎，这次又因为感冒护理不当，最后升级为肺炎，现在虽然好了，但是我想知道他这种是不是哮喘呢，还有平时我们应该注意些什么呢？

洪建国：我们前面也说过，您的孩子被诊断为哮喘性支气管炎，那就说还不是哮喘，但是考虑到概率有点高，又有过敏体质，所以可以认为是哮喘的高危患儿。平时应该减少他呼吸道感染的机会，让他远离过敏原。

感冒能不能"扛一扛"

节目嘉宾简介

复旦大学附属中山医院呼吸科金美玲主任医师,对支气管哮喘等肺部疾病治疗有丰富临床经验。

门诊时间

周一、周四下午,周二、周五上午,特需门诊。(最新门诊时间,请关注医院信息。)

高　源:最近患感冒的人也很多啊,那最近的感冒是流行性感冒还是普通感冒?

金美玲:目前临床上遇到大部分感冒还是以普通感冒为主。生活中很多人都把流行性感冒和普通感冒搞混了,其实他们之间还是有区别的。流感是由流感病毒引起,患者全身症状较重,比如高热、全身肌肉酸痛、乏力等,呼吸道症状如咳嗽反而比较轻。普通感冒患者鼻塞、流鼻涕、打喷嚏、咽喉痛等呼吸道症状明显,高热相对较少,恢复起来相对也比较快。

高　源:那感冒到底能不能"扛一扛"呢?

金美玲：因为感冒是病毒感染引起的呼吸道炎症反应,它提示我们需要自身足够的免疫力在短期内清除病毒。所以,对感冒患者首要建议就是休息、多喝水,这样可以使得他自身的免疫功能足够好。从而对治疗感冒有很大好处。对于感冒能不能扛,是要视情况而定的,但是自己"乱扛"感冒,危害会很大。感冒是病毒感染,如果病毒毒性很强,延误治疗不仅会影响呼吸道,还能影响全身,可能会诱发肺炎、支气管炎、病毒性心肌炎等并发症。

高　源：那像您说的啊,感冒不能随便乱扛,那什么时候我感冒了应该去医院了呢?

金美玲：如果感冒症状比较轻,可以先休息1~2天,如果有好转的迹象,就可以继续自己休养;如果出现高热不退、全身肌肉酸痛、严重咳嗽、咳黄痰,甚至是胸闷、呼吸困难等症状,那就必须要及时就诊了。

当然,如果去医院就诊的话,在发病早期,医师会配些抗病毒药物,还会视症状选用解热镇痛药、抗过敏药等。如果患者后续出现高热不退、咳嗽咳黄痰,继发细菌感染,这种情况下就要加用抗生素。

高　源：有个网友问啊,他一直咳嗽,去医院拍片、验血都是好的,吃药却吃不好,您看怎么办?

金美玲：我们门诊上来看咳嗽的就有很多种类型,有急性咳嗽、亚急性咳嗽和慢性咳嗽,像一般持续3~8周的咳嗽叫亚急性咳嗽,持续超过8周即为慢性咳嗽。一般来说,大部分亚急性咳嗽是由于感冒引起的,虽然感冒症状好了,而呼吸道仍然处于慢性炎症状态从而引起的持续性咳嗽。吃药没好转,说明用药方向不对。这个时候,应该加一些减轻气道炎症的药物。

高　源：您提到要多喝水很多次了啊,那为什么多喝水会对治疗感冒有好处呢?

金美玲：人体本身就需要水，而多喝水呢，可以加快人体内的新陈代谢，加速体内废物的排除、病毒的阻隔，从而提高人自身的免疫力，可以使感冒更快地好转，所以多喝水是很重要的。

高　源：有个网友问啊，说感冒咳嗽，有黄痰黄涕，吃了阿司匹林后好多了，但未好透，还是喉咙痛。最近，眼睛出现闪白光，是不是也是细菌感染了？

金美玲：首先，眼睛闪白光应该与感冒无关，建议您去眼科就诊检查一下。其次，有黄痰也不一定都是细菌感染，要具体问题具体分析，应该让医师判断，可以验一下血。

高　源：那对于感冒，都有哪些预防措施呢？

金美玲：首先，对于那些平时经常容易感冒的人群，最重要的是增强自身免疫力，包括在新鲜空气中多锻炼，保持良好的生活起居习惯，不熬夜、不吸烟等。此外，还要注意一些生活中的细节，比如出入有空调的房间，尤其冬天里空调开得很热的房间，一定要及时加减衣物；还比如在雾霾天就尽量不要户外锻炼了，外出时佩戴防尘口罩等。保持良好的免疫力，是抵抗感冒的最好的办法，养成良好的生活习惯，也可以帮助减少感冒的发生。

王先生：刚才听您说啊，有些特殊的细菌感染可能导致白细胞数量不升反降，您能不能详细再解释一下？

金美玲：这实际上是一个很复杂的问题，我这里先简要说一下。一般的细菌感染表现为咳嗽，咳黄痰，白细胞会升高。但是有一种情况是白细胞不高的患者也可能会细菌感染，但前提是有黄痰，再一个就是胸片里出现比较多的改变，此外还要结合血液的其他检测指标具体分析。

沈阿姨：我今年62岁，前几天感冒后胸痛，以前有过胸膜炎，我想问一下，是不是感冒引发了我的胸膜炎？

金美玲：像您这种情况，有过胸膜炎病史的人，往往胸膜炎好了以后，胸膜会有点增厚和粘连，有时候会出现隐隐作痛，如果痛得不厉害，应该问题不大，但如果深呼吸就会痛得比较厉害的话，就应该到医院去检查一下了，因为这个时候的胸痛原因可能会有很多了。

高　源：有个叫作"麦兜"的微博网友问啊，怎么觉得细菌和病毒是一个概念呢，分不清？

金美玲：细菌和病毒都是微生物，但却是两个不同的概念。微生物有很多种，此外还有真菌、寄生虫等。对于普通患者，可能看细菌感染和病毒感染的症状都差不多，但对医师而言，分清是细菌感染还是病毒感染却非常重要，因为两者相应的治疗方法很不一样。所以，我们普通的患者可以把这个区分交给我们专业的医师来做。

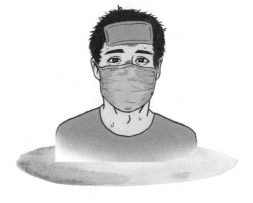

高　源：有的网友问，感冒的时候应该吃些什么，有人说该喝鸡汤，有人说要清淡一些，您看哪个更有道理啊？

金美玲：实际上，如果是轻微的感冒，正常的饮食就可以，不用刻意做出改变。如果是感冒引起胃口变差，或者又有些高热了，就应该多喝点汤，吃得清淡一些。

4 慢阻肺

　　高　源:慢阻肺(慢性阻塞性肺部疾病)是一个什么样的疾病,能给大家先做一下解释吗?

　　金美玲:慢阻肺是一种慢性气道性疾病,特点是阻塞性肺气功能障碍,它主要的一个症状就是活动之后气喘、呼吸困难,有的患者甚至出现咳嗽、咳痰,这主要是跟诱发慢阻肺的一些高危因素有关,主要包括吸烟、空气污染、职业接触等。

　　高　源:像民间说的"老慢支",也是慢阻肺吗?

金美玲：我们民间说的"老慢支"中，只有一部分患者是慢阻肺，不全都是。像老慢支、哮喘、咳嗽可能是引发慢阻肺的一些因素，但不一定就是慢阻肺。有了慢阻肺以后，也不一定表现出来上述的症状，有些慢阻肺患者早期可能就没有症状。

高　源：那慢阻肺对肺功能造成的损伤是可逆的吗？

金美玲：我们把这种慢阻肺对肺功能造成的损伤叫作不完全可逆。从肺功能的损伤来看，是不可逆的，没有治疗办法能让肺功能恢复如初。但是一些气管的炎症，治疗以后，肺功能会有一些改善。所以，慢阻肺如果长期不治疗的话，会引发很严重的并发症，包括呼吸衰竭、肺心病（肺原性心脏病）等，它属于高致残率、高致死率的疾病，应该引起大家的高度重视。

高　源：确定自己是不是得了慢阻肺，就是去医院做一个肺功能检查，是吧？

金美玲：是的。肺功能检查是很简单的，只需要吹口气，是可以反复检查、长期随访的非损伤性检查。这个肺功能检查慢阻肺的准确度与患者配合度、检查手段都有关系。如果你第一次做下来就很好，基本就没有问题；如果做下来不是很清楚，可以再做。
　　除了肺功能检查的呼气之外，还有支气管激发试验，对哮喘的诊断也很有帮助。如果你反复咳嗽咳痰，肺功能检查做出来正常，建议可以做一个激发试验判断是否有哮喘。

朱阿姨：我儿子25岁，5年前查出来是大叶性肺炎，当时肺内大面积积痰，住院抽掉好了以后，状况一直比较稳定。但是今年他经常感冒，去复旦大学附属中山医院做了肺功能检查，说是肺功能损伤严重，正常功能只有60%左右，拍片没有看见实质性病变。

金美玲：您儿子以前的肺部感染导致肺功能下降，哮喘的可能性比较大。总体来说,慢阻肺的可能性不大,因为大部分慢阻肺患者是40岁以上,25岁的慢阻肺很少。您儿子可能是哮喘引起的气道阻塞,肺功能应该是可逆的,我们建议您要去呼吸内科规范地治疗哮喘,用药治疗3个月后再检查肺功能,相信会有改善。

曲老伯:我今年73岁,以前吸烟,60多岁时戒了。一直咳痰,没有气喘,年初做了肺功能检查,轻度通气功能障碍,以阻塞性为主,残气量增高。现在我很注意生活起居,适量运动,夏冬都有中医调理。现在还是有黄痰,基本上每个月都会发一次,怎么办?

金美玲:您是有阻塞性通气障碍,也就是有慢阻肺。至于慢阻肺到了什么程度,就要看更详细的数据。您可以用一些清炎解痉药,用些吸入的支气管扩张药。还有一个经常有黄痰,往往提示会有细菌感染,您要服用抗生素。您每个月都咳黄痰,还要用些提高呼吸道免疫功能的药,像泛福舒(细菌溶解产物)之类的药,这也可以有助于慢阻肺的治疗。

高　源:那确诊为慢阻肺了以后,应该怎么治疗呢?

金美玲:我们说慢阻肺是一个慢性疾病,但是慢阻肺还是分急性加重期与稳定期的。在急性加重期时,可以抗感染治疗、解痉抗炎治疗。稳定期的患者仍有气道阻塞,还是需要吸入支气管扩张药。除此之外,还要加用一些增强呼吸道免疫功能的药物,像我们上面说的泛福舒。
对于60岁以上的慢阻肺患者,及时注射肺炎链球菌疫苗也是很重要的,它可以减少急性加重。另外,慢阻肺患者也应该适量运动,可以增强自身免疫力,对治疗慢阻肺都有良好的效果。

高　源:有人担心长期吸入支气管扩张药有激素,会不会有副作用?

金美玲:事实上,我们慢阻肺的吸入治疗是以支气管扩张药为主的,而支气管扩张药是没有激素的。只有针对那些反反复复发作,肺功能比较差,对"第一秒时间肺活量"的指标小于50%的患者,我们才建议加用吸入激素,而这些激素的量也是很小的,对身体的副作用也很小。

张阿姨:我想问一下,老慢支会传染吗?我前一段时间做了一个肺功能检查,显示是有中度损伤,但我又对很多抗生素过敏,您看怎么办?

金美玲:我们先回答第一个问题啊,我们说老慢支本身是不传染的,但是老慢支的急性发作期,比如短期内发热、咳黄痰,那这个时候很可能就是细菌感染,这个感染期就是有传染性的。过了这个感染期,就不会有传染性了。

听您的描述,您的肺功能已经比较差了,又是过敏体质,对很多抗生素过敏,而且家族有遗传史,所以我们建议您做吸入治疗,就是吸入解痉消炎药,对这类药过敏的患者很少。我们目前不能确定您是哮喘还是慢阻肺,还是建议先去医院确诊一下。

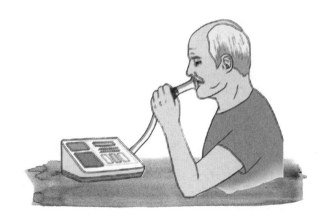

第三篇　年轻美丽

激光整形

节目嘉宾简介

上海交通大学医学院附属第九人民医院激光整形美容中心主任陈锦安主任医师,同时也担任中华整形外科协会激光学组组长,中国微创与整形美容分会常务理事、微创学组的副主任、委员。

门诊时间

周三上午。(最新门诊时间,请关注医院信息。)

高　源:很多人呢,其实都很关注"美",很多人也会搜索或者关注这个"微整形",那么什么是"微整形",您能给我们说说吗?

陈锦安:微整形我们一般分为三个方面:一个是物理性治疗,常用的是激光、射频等;一个是注射美容,也是比较流行的;还有一个是微型小切口手术,手术切口很小,也就是1~2厘米,恢复以后,留瘢很小,基本看不出来。

现在,激光治疗的适应证越来越广,从传统的去斑、去痣、去胎记、去红血丝,到皱纹、妊娠纹、瘢痕的减轻,甚至可以用激光溶脂的方式减肥。

王女士：医师好,我脸上有很多雀斑和痣,已经很多年了,这个微整形可以去掉吗?

陈锦安：可以。利用激光祛除雀斑和痣,是我们临床上最常用也最成熟的方法。事实上,雀斑的治疗目前最好的方法就是激光。

高　源：那雀斑打完之后,会复发吗?

陈锦安：根据多年临床观察,凡是激光打到的地方,一般不会复发。由于雀斑密度较高,有些雀斑浮在表面,打到后一个礼拜基本就消失了,而有些雀斑不是浮在表面且颜色较淡,激光没打到,就会长出来。所以,雀斑密度高的话,一般打2~3次,间隔时间3~6个月,这样可以获得比较满意的效果。

高　源：刚才李先生问到啊,"我脸上的痣,现在长毛了,可以用激光去掉吗?"

陈锦安：我们首先对痣做个区分,高于皮肤的叫作"痣",不高于皮肤的叫作"斑痣",像李先生这种情况叫作"毛痣",一般都是良性的、浅表性的肿瘤,都可以做激光治疗。但这里要提醒的是,不是所有的痣都适合用激光治疗。那种长在经常容易被摩擦到的地方、经常发炎、出水儿、不断增大的痣一定要慎重,要请专科医师排除皮肤的恶性改变,可以用传统手术切除的方式,还有切除之后别忘了做个病理分析,看看它是什么性质的。

高　源：有热线听众问,"老年斑能否用激光清除呢? 如果不能,用什么方法好呢?"

陈锦安：薄的老年斑,也就是没有高出皮肤的老年斑,做一次就差不多了。如果是高于皮肤的老年斑,可能要做2次。

高　源：我帮陈阿姨问个问题啊，好像做激光手术的当天不能洗澡，是吗？

陈锦安：是这样的，这也要分两种情况。一种是斑、痣或者胎记高于皮肤的，针对这种情况，我们可能是用其他的设备做。另外一种斑、痣或者胎记如果不高于皮肤的，激光手术基本不伤害皮肤，做了之后可以碰水，但不要用毛巾去擦。第二天就结痂了，一个礼拜左右脱落。脱落后，有的地方可能有色沉（色素沉着），以后会慢慢淡去。在有色沉的这段时间内，应避免阳光直射，基本就可以了。

高　源：还有听众朋友问，眼角有鱼尾纹，这个可以用激光做吗？

陈锦安：可以啊，我们上海市第九人民医院激光治疗项目比较多，常见的有二氧化碳点针、射频等，都可以治疗这种皱纹啊，青春痘疤痕之类，而且效果也很好。我们通常根据皱纹的深浅，采用不同的激光治疗方法，区别治疗，效果都很不错。

高　源：我们也知道啊，有了皱纹之后，可以注射肉毒杆菌毒素。那如果我们有了皱纹，到底是选择注射呢，还是选择激光微整形呢？

陈锦安：这也要看多方面的因素。一方面，注射肉毒杆菌毒素见效周期非常快，一般2~3天就见效了，一周效果就很明显了，但是它局限在头面部的鱼尾纹、抬头纹啊这些方面，现在像法令纹，采取注射治疗的已经很少了，因为根据肉毒杆菌毒素发生作用的机制，一般会对动态型皱纹效果比较明显，而像法令纹这种静态型皱纹，一般采取激光治疗，或注射玻尿酸的方法效果就会好很多。

高　源：那妊娠纹，也可以采取激光治疗吗？

陈锦安：也可以的，像妊娠纹这种膨胀纹，也可以采用激光治疗。

当然,实事求是地讲,通过治疗想回到之前一模一样的状态,难度有点大,但是通过几次治疗以后,大部分可以得到很明显的改善。

高　源:您刚才说激光还可以用来减肥的啊,您能给我们说说"激光减肥"是什么原理吗?

陈锦安:这也分几种情况。以前用得比较多的是超声减肥,就是利用超声波在相应部位溶解脂肪。现在呢,用得比较多的是激光减肥,利用激光来溶解脂肪。这可以分为两种,一种呢,不进入皮肤,就在皮肤的表面,通过镭射、光波或者射频打到皮肤,溶解脂肪;还有一种是在特定部位打一个很小的针眼,利用光纤到达特定部位,实现溶脂,这样不仅可以立竿见影,同时还可以实现紧肤的效果。

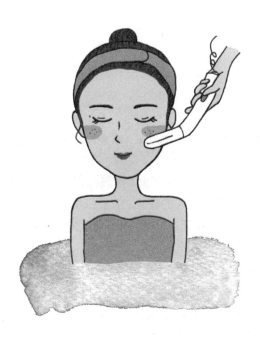

牙齿的楔状缺损

节目嘉宾简介

上海市第十人民医院口腔科尚光伟副主任医师,擅长困难牙体病和根尖周病的治疗以及种植牙。

门诊时间

周三上午。(最新门诊时间,请关注医院信息。)

高　源:首先,我们给大家解一下题啊,什么样的牙齿缺损属于楔状缺损?

尚光伟:其实楔状缺损,有很多种称呼,也可以叫"刷牙磨损"或者说"牙颈部暴露"。它就像主持人说的,"楔状"像木楔一样,尖端对着牙齿深部,宽的部分对着牙齿表面,我们称之为楔状缺损,它实际上也就是牙齿和牙龈交界处出现的缺损,少了一块儿。此外,我们还要澄清的是,楔状缺损不同于蛀牙,蛀牙是细菌引起的牙体组织的破坏。

高　源:那楔状缺损是牙龈萎缩吗?

尚光伟:楔状缺损不是牙龈萎缩。虽然两者都会有牙齿酸痛的表现，但他们是不同的概念。一方面，牙龈萎缩是软组织的问题，而楔状缺损是牙体的问题；另一方面，医师对两种情况的处理原则也不同，楔状缺损需要复合树脂充填修复，也就是补牙，而牙龈萎缩因为没有硬组织的缺损，所以不需补牙。

实际上，我们也可以根据牙龈萎缩的症状表现来和楔状缺损做一个区分。牙龈萎缩通常分为病理性和生理性。病理性的牙龈萎缩呢，说明牙龈确实有炎症，发红充血甚至出现肿胀。生理性的牙龈萎缩呢，是随着年龄增长出现的自然退缩，这种情况牙龈颜色是正常的，也不需要进行治疗。

高　源：那牙齿的楔状缺损是什么原因引起的呢？

尚光伟：我们可以简单地把造成楔状缺损的原因分成外部因素和内部因素。外部因素有哪些呢？第一，我们进食时，受力部位主要集中在牙齿颈部，日积月累的情况下呢，力量就会影响牙齿结构，造成微裂；第二呢，就是不恰当的刷牙方法，像很多还没有意识到的朋友，很大力地用横刷的刷牙方式，这都会对牙齿造成伤害。内部因素呢，首先是酸性的作用，龈沟液的酸性环境会造成牙齿硬组织的强度降低；其次就是牙齿颈部本身解剖的一个特点，它是牙釉质、牙骨质、牙本质这三种组织的交界处，是牙体组织结构的薄弱环节，耐磨性低，易发炎症，导致牙根暴露。

高　源：上面您也讲到牙齿的楔状缺损需要进行修补，那这种修补容易吗？

尚光伟：这也要看楔状缺损的位置，也就是离牙龈的距离。如果楔状缺损在牙龈沟里面或非常靠近牙龈沟，牙龈沟就是牙龈和牙齿接触的一个2毫米的小缝隙，它里面有渗出液。如果在这个部位进行修补，龈沟的渗出液可能就会影响修补效果，有的人补完牙后会容易脱落可能就是这个原因造成的。这就需要我们医师在对这个部位的楔状缺损进行修补时,更加细心。

高　源:那如果不修补任由其发展下去,会有什么样的后果呢?

尚光伟:楔状缺损如果不修补,发展下去会影响牙神经,引起严重的牙髓反应。有些患者就会有牙神经痛,甚至牵涉到头痛,这样治疗起来就会比较麻烦,可能会破坏到牙神经。

高　源:如果说要预防楔状缺损,平时要注意些什么呢?

尚光伟:其实还是应该从饮食方面进行一些预防。比如很多患者喜欢吃酸性食物,比如经常喝可乐;或者有的朋友有胃病,经常会反酸;再或者是很多朋友有单侧咀嚼的习惯等,从以上几点改善生活、饮食习惯,就会有很好的预防效果。当吃完酸性物质后,我们的建议是不要马上刷牙,而是漱口比较适宜,因为漱口会迅速稀释口中的酸性浓度,而刷牙反而会加重酸性对牙齿的破坏。
　　另外,葡萄酒对牙齿也有酸蚀作用,喝完葡萄酒最好也漱漱口。而说到茶,因为茶叶含氟,所以对很多牙齿咬合面部分过敏的朋友可以尝试咀嚼茶叶,有助于降低牙齿的敏感度。

谢女士:我帮我儿子问一下,他洗完牙齿以后,牙缝增大了,是不是洗牙给洗坏了?

尚光伟:不是的啊。因为这个牙缝本来就是存在的,只不过洗牙之前,牙结石把这个牙缝给填掉了。洗牙之后,就把这些堵塞牙缝的牙结石给去掉了,还原了牙齿和牙龈的本来状态,这样对牙齿的健康是有好处的啊。另外,您儿子这种情况属于牙周病引起的塞牙,不需要补牙,应该通过治疗牙周病来解决。

高　源:有朋友在微信平台上问"该怎么选用牙膏呢?"

尚光伟：我明白这位网友的意思，他的意思其实是在问"该怎么选用什么样的药用牙膏"。药物牙膏其实分很多种，有的是抗炎的，有的就是含氟的，也就是防龋防过敏的，那么具体该选用哪一种药用牙膏呢，就要看网友们自身牙体的不同情况了。

另外，关于牙膏的选用啊，还有一种说法叫"牙膏要换着用"。其实，这是针对抗菌类的药物牙膏才适用的，可以防止长期使用一种药物牙膏造成口腔内部菌群的失调。

此外，针对小孩子选用牙膏的情况，我们不建议5岁以下的小孩子使用含氟牙膏，或者应在大人的监督下使用。因为万一儿童长期误吞含氟牙膏的话，会有副作用。

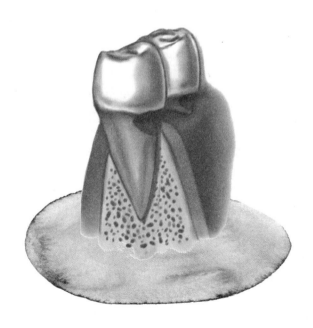

植发

节目嘉宾简介

　　复旦大学附属华山医院皮肤科、皮肤外科和植发中心主任吴文育主任医师,中国医师协会皮肤科分会皮肤外科亚专业委员会的副主任委员,中华医学会整形外科分会毛发移植专业学组的副组长,擅长毛发疾病的诊断治疗和毛发移植手术,以及皮肤病的外科治疗。

门诊时间

　　周二、周五下午在华山医院皮肤科;周一下午在华山医院静安分院皮肤科。(最新门诊时间,请关注医院信息。)

高　源: 首先,我想问您一个问题啊,其实我们每天或多或少都在"掉头发",那么这个"掉头发"是病吗?

吴文育: 其实应该这样讲,我们应该首先了解一下人的头发基本的一些生理情况。每个人头皮上平均有10万个毛囊,人的头发实际上会经历"生长期—退行期—休止期"这样几个不同的阶段,是循环往复的一个过程。人的一生中,每个毛囊的头发大约生长20次。而多数人85%的头发每天都是处在生长期的,只有大概10%的头发处于休止期,处于休止期的头发大概能维持3个月,然后掉落,是一种正常的新陈代谢。所以按照这个比例来算，人平均每天掉的头发应该在70~100根，如果你掉发在此范围内或低于此范围，就是正常的。

此外，人的头发跟动物的毛发是不一样的，不像有的动物在特定阶段会出现整体的脱毛现象，人的头发是在3~7年内间断地、次第地完成一次更换。

高　源：那又该怎么判断自己掉的头发是不是在合理的范围之内呢？

吴文育：对于"怎么判断自己是不是脱发"，其实有几个办法。第一个，就是如果发现最近自己掉发明显增加，比如起床发现枕头上掉发突然增多。第二种情况就是，发现头皮上有一块或几块地方突然没有头发了，这时就需要引起重视了。另外，如果你突然有头皮瘙痒的感觉，同时感觉头发也确实少了，这时就需要去就医了。

高　源：那引起脱发的原因都有哪些呢？

吴文育：其实有很多因素或者疾病可以引起掉发，而脱发本来就是一个很复杂的疾病。它的原因与遗传、内分泌、免疫功能有关，像红斑狼疮、甲状腺疾病、白癜风等疾病，还有情绪原因，压力一大，会造成斑秃，还有抗癌治疗如化疗和放疗等，感染性疾病，如真菌、细菌感染都有可能引起脱发。此外，还有一些外部损伤，像一些婴儿头枕着的地方头发会变少，还有的女生头发扎太紧，这个部位也会头发减少。掉发原因不同，治疗的方法也相应不同。

高　源：那斑秃是怎么一回事呢？

吴文育：斑秃呢，我们民间有很多种很形象的说法，一般叫作"鬼剃头"。其实，斑秃的发病最主要与精神因素有关，经常是短时间内突然掉发，头皮上一块块地没头发。精神压力在短期内突然增大，往往是造成斑秃的主要原因。很轻微的斑秃是可以自己后期生长出来头发的，但大部分的斑秃都还是需要进行治疗的。实际上，斑秃治疗的效果还是不错的，采用局部注射的治疗方法可以达到90%左右的治疗效果，但是除此之外，还有涂药、吃药等方法，而最关键的还是要调整好生活状态，保证睡眠，排解情绪压力。

高 源：如果斑秃不治疗的话，除了不长头发，不太美观之外，还有什么别的后果吗？

吴文育：这就涉及我们人体头发的作用，其实我们的头发主要有三个作用。第一个作用是保护作用，头发可以保护头皮，减少头皮的碰撞和损伤，此外还有减震的作用。第二个作用是头发可以参与人体代谢，头发的毛囊是参与了整个人体的代谢的，当然实际上这两个作用在现在看来都已经弱化了。现在头发最重要的一个作用是美观，实际生活中会对人的就业、婚恋等日常生活产生影响。

高 源：我也注意到您讲的对脱发的治疗啊，那像民间的这些偏方，例如涂抹生姜液，对生发有效吗？

吴文育：实际上呢，这个民间偏方没有科学依据证实肯定有效，但临床上碰到的患者有些会表示确实有用。从生姜产生效果的机制来看，生姜液是能促进血液循环的，血液循环加快后，营养跟上了，有些人可能头发就生长了。但生姜并不是药，并没有科学依据证明一定有效，实际上有可能还会有副作用，比如有些人涂了会有接触性皮炎，会出现红肿，所以不推荐采用，作为医师我们还是建议患者采用科学的方法和药物进行安全治疗。

高 源：那"植发"到底是怎么一回事啊？

吴文育：像雄激素性脱发、瘢痕性脱发，还有一些整容的需求，例如发际线调整、美人尖、眉毛移植等，这些都可以通过植发来解决，而且效果也很好。

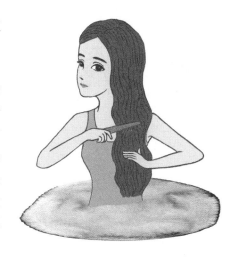

实际上，植发植的是自己的头发和毛囊，因为即使脱发再厉害，后枕部一圈都是有头发的，因为这个部位的头发不受雄激素影响。植发就是将后枕部的头发毛囊植到脱发部位，种上去的头发还会生长，而且时间长了的话还必须要理发。

张女士：女儿在大二时就出现明显掉发，我们在华山医院一直看病到现在，到大四了还在掉头发。她头顶中间头路已经变稀了，医院配的是精乌胶囊和多维片，您看一下这个药我们还要一直吃下去吗？

吴文育：既然你们没有家族遗传的脱发情况，那像您女儿的这种问题应该是雄激素性脱发中的女性型脱发，也俗称脂溢性脱发。关于这种疾病，我们一般认为与遗传有关，在男性中特别明显。目前针对女性脱发的首选外用药物是米诺地尔，它是一种扩充血管的药物，能促进女性毛发生长，营养毛囊，能够让它得到再生，能在生活习惯改善的同时，辅助治疗脱发状况。针对您女儿这种情况，我们还是建议您女儿生活方面要特别注意，像现在年轻人的熬夜、学习工作压力大、饮食问题都可能与脱发问题有关。关于米诺地尔这个药物，是确实需要服用一段时间的，根据我们多年的临床经验来看，这种药的副作用是很小的。

中医针灸埋线减肥

节目嘉宾简介

上海中医药大学附属龙华医院中医传统治疗部主任赵海音主任医师,擅长针药结合整体调理的方法治疗代谢异常所致的体重异常。

上海中医药大学附属曙光医院针灸科主任沈卫东主任医师,擅长针药结合治疗内分泌紊乱,以及亚健康的调理。

门诊时间

赵海音主任医师,周一、周四上午在龙华医院浦东分院,周一下午、周五上午在上海市宛平路总院。沈卫东主任医师,周一、周三上午、周六下午在曙光医院西院,周一、周三、周五下午在曙光医院东院。(最新门诊时间,请关注医院信息。)

高　源:我特别想问的就是,这种中医外治疗法对于减肥,您觉得有效吗?

赵海音:我们首先要分清楚,所谓这个肥胖诊断的标准。根据脂肪堆积部位的分类方法,一种是脂肪堆积在躯干部位,包括胸部、腰部、背部等;另一种是我们所说的"梨"型肥胖,脂肪主要堆积在臀部和大腿部。从我们医师的角度来说,躯干部位的肥胖往往是跟心血管疾病、糖尿病相关联,这种是比较适合针灸疗法治疗的。

这里需要澄清的是,人体必须要有脂肪,不是说所有的脂肪对人都是有害的。适当保持脂肪不仅能让人看上去比较健康,也是维持各种生理功能的需要,只有当脂肪含量超过一定范围,才有治疗的必要。

所以,首先,要衡量自己的情况是否真的需要减肥治疗。不仅要看BMI指数(体质指数,体重千克数除以身高米数平方,例如:一个人的身高为1.70米,体重为60千克,他的BMI = 60/(1.70 × 1.70) = 20.76,当BMI指数为18.5~23.9时属正常。),仅仅看BMI指数,也就是体质指数,会有误区。因为这个指数仅仅涉及体重千克数和身高,如举重运动员,可能BMI指数很高,但他并不属于肥胖,也不需要减肥,所以更要看腰臀比(腰围和臀围的比值),女性大于0.8,男性大于0.85,才属于肥胖,才是有治疗价值的。

其次,对于疾病引起的肥胖,中医外治法减肥也是很好的选择。针对疾病如垂体性肥胖、甲状腺功能减退引起的体重异常、药源性肥胖等情况,也都有不错的疗效。这种由具体疾病引起的肥胖,首先要找出导致肥胖的具体确证病因,然后再对因治疗。

最后,产后肥胖是由于体内激素水平波动引起的,因而在中医外治疗法看来最具有治疗价值,效果显现也极为迅速。

需要注意的是,有的肥胖是先天的,有的肥胖是后天的,医学上将两者称为体质性肥胖与获得性肥胖,两者都可以考虑中医治疗,但体质性肥胖的治疗效果相对较弱,而获得性肥胖,如果结合他的健康饮食、生活方式来调理,则可以取得比较好的效果。

高　源:请问赵主任,针灸怎么就能减肥了呢?

赵海音:首先,中医学认为,很多肥胖都是脾虚、痰湿停滞在体内而引起的。按照中医理论来说,针灸以帮助脾胃运化、排出水湿,达到减肥的目的。其实,肥胖最根本的原因就是热量摄入大于热量消耗,导致热量蓄积。而现代医学理论和大量试验都证明,针灸能够加快人的新陈代谢,增加能量消耗,从而实现减肥的目的。所以,有人针灸后当天

55

会觉得疲倦，就像刚跑完1 000米的感觉，这属于比较好的反应。当然，也有人问，针灸能否降低食欲？事实上，针灸并非是通过控制食欲而达到减肥效果的。对于食欲亢进的人，针灸有抑制效果。但对于食欲正常的人，针灸不会进一步降低食欲。

高　源：针灸减肥是不是也是有疗程的呢？

赵海音：对。根据患者情况不同，我们制定的针灸疗程也有长短。获得性肥胖（后天肥胖）一个疗程一般需要15次，一周确保针灸2~3次，而像重度肥胖患者则需要2~3个疗程。此外，对于内分泌引起的比如垂体性的肥胖，除了针灸治疗之外，还需药物辅助治疗。

高　源：那一般一个疗程下来，一个月能减多少体重啊？

赵海音：我们现在提倡安全减肥，不主张体重猛烈下降，世界卫生组织对"健康的控制体重的速率"的定义是每4周下降体重千克数为原体重的1%~1.5%。应该让身体内各脏器适应脂肪逐步减少的过程，如果体重过快下降的话，会造成内脏系统功能的紊乱。

高　源：请问一下沈主任，"埋线减肥"是怎么一回事呢？

沈卫东：埋线减肥本质上也可归于针灸减肥一大类里，都是通过对特定穴位的刺激来减肥，不过，由于埋在穴位的线在人体内可以保持较长时间，所以会对穴位产生持久刺激和影响，在这一点上与针灸的方法有所不同。其实"埋线"有很多好处。第一，就是省时间。每4~6周埋一次，一般1~3次即可。第二呢，可以无痛。埋线分为针刺埋线和无痛埋线两种，身体正面、侧面的部位一般都可以实现无痛埋线，即通过小剂量静脉麻醉轻松完成。而背面多用针刺埋线，相对会痛一些。第三呢，埋线减肥可在较长时间内减小食量、增加排出，效果不易反弹。对腹部、大腿、肩臂粗壮的局部肥胖者效果较好。

高　源：那么埋的是什么线呢？

沈卫东：以前中医的埋线治病，多用"羊肠线"。现在呢，比较常见的是可吸收的手术缝线、甲壳素缝线，这两种都是蛋白线，可以被人体吸收，并可以在体内保持2~6周时间。

高　源：做这个埋线手术，患者还有哪些需要注意的吗？

沈卫东：首先呢，埋线治疗毕竟属于一个麻醉手术，所以患者要做一些基本的术前检查，检查完后要与医师进行全面、及时的交流，避免手术中出现不必要的问题。其次呢，对于疤痕体质、过敏体质的人，埋线后短时间内可能会起小包，但基本2周可全部消退，患者对此也无须过虑。

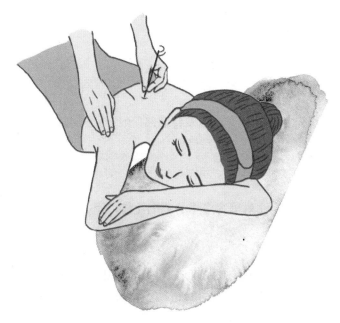

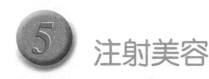

5 注射美容

节目嘉宾简介

原上海市东方医院医疗美容科的王永春副主任医师,现任张强医生集团整复外科首席专家,硕士,中国美容与整形分会全国青年委员,上海市医学会整形外科分会青年委员,上海市医师协会整形外科分会委员。擅长医学美容,瘢痕修复,创伤与皮瓣修复,手与显微外科。

门诊时间

周一上午,上海禾新医院特需部(预约热线:4000103399)。(最新门诊时间,请关注医院信息。)

高　源:现在注射美容应用的范围比较广泛,那么最经常的应用是除皱吗?

王永春:对的,没错。目前我们临床业务中很重要的一块儿就是注射除皱,事实上,不仅我们国内如此,美国整形外科协会最新颁布的数据显示也是如此,其中肉毒素除皱是业务增长最快,绝对比例最大的部分。

高　源:注射肉毒素到脸上,脸上的皱纹就能变浅,还是消失呢?

王永春：这是一个很好的问题，我们首先从肉毒素作用的机制来了解一下。肉毒素是肉毒杆菌分泌的一种毒素，通过注射可以"霸占"神经肌肉接头的胆碱受体，使得正常神经传导所发出的信号无法支配面部肌肉的表情肌，表情肌无法正常收缩，也就无法带动皮肤产生皱褶，从而达到美容效果。

当然，肉毒素注射对于动态型皱纹和静态型皱纹的作用也是不一样的。对于动态型皱纹，也就是只有面部活动以后才产生的皱纹，根据上面我们说的肉毒素的作用机制，对这种皱纹效果是很好的。而对于静态型皱纹，也就是面部表情很放松的情况下也会出现的皱纹，实际上表明真皮内的弹性纤维已经产生断裂了，因而肉毒素注射对于这样的情况，除皱效果可能就不会很明显了。

高　源：我还想问一下啊，很多人一听到"肉毒素"这个名字里有个"毒"字，就会很害怕，那么这个"肉毒素"到底有毒吗？

王永春：肉毒素最初是由西方科学家从腌制的肉制品中发现的肉毒杆菌分泌物中提取的，肉毒素是否有毒要根据它的用量来判断。根据我们临床一个明确的数字，一个正常体重60~70千克的成年人，其半数中毒量在3 000个单位左右，而我们医学美容所用剂量仅为几十个单位，远远低于它可以对身体产生危害的剂量。所以，只要选择正规医院进行正规的肉毒素注射，就可以有效避免不良反应的发生。

高　源：像有糖尿病、高血压这些慢性病的人能不能注射肉毒素呢？

王永春：首先呢，肉毒素注射也是有一些禁忌证的，以下的这些人群就不适宜注射。

1）有过敏性体质的人（尤其是吃点鱼虾就会过敏的人）慎重注射，如果要注射，注射的时候一定要注意观察。

2）孕期、哺乳期女性不适宜。

3）对氨基糖苷类抗生素敏感的人不适宜。

4）神经肌肉本身有疾病的患者不适宜。

其次呢，就是糖尿病、高血压等慢性疾病都不在上面我们说的禁忌证里面，不会有任何的药物上的冲突或者叠加反应，都是可以注射的。

高　源：那么打一次肉毒素，可以管多久呢？

王永春：一般来说，肉毒素注射的有效时间为6个月左右，到了时间，药效消失，皱纹又会出现，就需要进行补加注射，只要规范治疗，是可以反复注射的。

高　源：肉毒素注射除了可以去除一些动态型皱纹之外，它的应用范围也是越来越广了啊，您在节目一开始提到，还可以治疗多汗症？

王永春：对的。有些人群的交感神经兴奋后，对于汗腺的支配过于强大。在一些容易引起紧张的面试、考试场合，有些人会满脸通红，满头大汗，也有些人会有腋臭，其中很多人就属于多汗症的范畴。如果说腋臭不严重，或对腋臭治疗的手术较恐惧的一些人群，就可以选择在夏天来临前接受肉毒素注射，通过肉毒素阻断交感神经对汗腺的支配这样一个原理，在体内维持六个月的时间，这样呢，基本也就可以安然度夏了。

另外呢，肉毒素注射的疗法在临床上也开展了很多探索性的尝试，如缓解三叉神经痛等，还可以针对瘦小腿、瘦咬肌等塑形美容。

高　源：注射美容除了您刚才说到的肉毒素注射，还有那么多探索性尝试之外，还包括注射填充，对吗？您能大体说一下这个注射填充是怎么一回事吗？

王永春：那就初步说一下吧，因为注射填充的范围实在太广了。我们现在做得比较多的,像鼻梁、苹果肌、两侧太阳穴、下巴、法令纹等,也都是目前特别流行的医疗美容。

高　源:既然说到"填充"了啊,那么"填充"的材料有哪些呢?

王永春:填充材料从大的方面来说,分为自体材料和异体材料。自体材料,就是取自于自己身上,目前用得比较多的有脂肪等。自体材料的优点呢,就是不会出现过敏、排异反应。需要注意的是,自体材料在面部的存活率在50%~70%左右,所以有经验的医师第一次会进行"过量注射",多注射20%的量,尽量一次达到最佳效果。当然,如果第一次没有精确地达到效果,可能会需要多次补充注射,做些"小修"来达到预期效果。

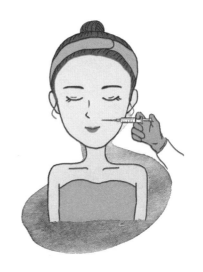

还有一个就是异体材料,按照它维持时间的长短可以大致分为短效(半年之内)、中效(半年到一年半)和长效材料(一年半或两年以上)。目前最常见的,也是临床应用最多的是透明质酸钠,它基本属于中短效产品,从临床应用效果上来看,可能少数人会有水肿反应,但多数人没有问题,所以相对来说比较安全,效果也令人满意。

第四篇　明眸善睐

认识黄斑变性

高　源:首先我们都有一个疑问啊,就是这个黄斑,到底是怎么一回事?

宫媛媛:首先呢,黄斑不是病,而是每个人眼睛都有的一个特殊结构,位于眼底最深处,由于肉眼看上去呈黄色,故被称为黄斑。黄斑处于视网膜中心,直径为3~4毫米,眼睛平视时,光线直接投射于此。

黄斑虽然区域不大,但是非常重要,主管我们的明视觉与色觉,是眼底最重要的部位,白天你能感受到的光线、能看到的色彩,都要靠黄斑。一般我们做的视力检查,就是查黄斑区的视觉能力。

高　源:听您这样说,黄斑的确太重要了,那黄斑出现问题之前,会有一些信号吗?

宫媛媛:因为黄斑主管我们的明视觉与色觉,所以如果黄斑出现问题会依次出现下述症状:
1)最早期的症状,首先你可能会发现视物模糊和视力下降;其次,会觉得看到东西的颜色没有以前鲜艳,有变暗、褪色感。
2)随着病情加重,会逐渐出现视觉中心的暗点,看到的东西扭曲变形,例如把直线看成曲线等。
3)病情再发展下去,视觉中心会出现巨大的暗点,眼睛看到哪里,暗点就遮挡在哪里,甚至对面走来一个人,你的眼睛会无法识别他的面部。

高　源:那黄斑变性早期症状跟很多眼部疾病症状都比较相似啊?

宫媛媛:对的。像我们临床上也遇到很多患者在出现黄斑变性的早期症状时,以为是白内障或老花眼,没有重视,等到已经严重影响视力时才就诊,这时候黄斑变性已经非常严重了。
实际上,白内障患者会觉得看任何东西都模糊,往往发展很缓慢,即便2~3年不治疗,视力下降也很慢。而老花眼虽然看东西也会模糊,但不会变形,也不会有正中心巨大的暗点遮挡。所以患者在出现一些早期症状时,应该引起足够的重视,注意和白内障、老花眼区别开来。

高　源:那到底是什么样的原因导致黄斑变性呢?

宫媛媛:黄斑变性首先跟年龄有关,生活中的光线不断对我们的眼睛造成慢性刺激,也就是光损伤。在光损伤不断累积的过程中,眼底一些细胞逐渐退化病变,这是一个慢性积累的过程,超过50岁的人一般就退化得较明显,所以,黄斑变性属于老年慢性病。

黄斑变性既然属于后天疾病,那为什么也有老人不发生黄斑变性呢?统计分析给出了此人群的大致特点:

1)没有心脑血管疾病。

2)没有不良生活习惯(尤其是吸烟)。

3)个人生活调节较好。

4)饮食摄入均衡。

相反,也有黄斑变性的高危人群,他们通常包括以下几个特点:

1)女性。

2)白种人,欧美人会比我们发病的概率高。

3)有心脑血管疾病,有糖尿病、高血压、高血脂等疾病。

高　源:有种说法,一只眼睛有黄斑变性后,3~5年内,另一只眼睛也会发生,这种说法有道理吗?

宫媛媛:这种情况临床上的确存在,但也并不是绝对的。有的患者先有一只眼睛发生黄斑变性,另一只眼睛延后几年出现。有统计表明,如果有一只眼睛发生黄斑变性,那么另一只眼睛在五年内出现相似病变的概率在40%以上,另外一只眼属于高风险眼,需要平时注意保持良好生活习惯,控制原发性心脑血管疾病,从而加以预防。国外有研究认为,如果一只眼睛有黄斑变性,可开始服用叶黄素、维生素等增强黄斑功能的药物,起到抗氧化的保护作用,能够降低20%的发病率。

高　源:您也提到了啊,叶黄素预防黄斑变性,那吃胡萝卜对预防黄斑变性有用吗?

宫媛媛:叶黄素是黄斑区富含的一种微量元素。它虽然叫"叶黄素",但其实它并不存在于黄色蔬菜中,而是存在于深绿色蔬菜中,如菠菜、花椰菜、橄榄菜等。同时,柑橘类水果像芦柑、橘子,以及黄色玉米中叶黄素含量都较高,蛋黄中并不含叶黄素。

同时讲到黄斑变性预防的话,在生活中避免强光照射,适时佩戴墨镜,避免长时间看手机、电脑屏幕,都是一些必要的预防方法。

高　源:以前好像对这个黄斑变性医学上是没有什么办法的,但是现在随着医学进步,是不是出现了一些可以治疗黄斑变性的新方法了呢?

宫媛媛:对的。在两年前,我国从西医角度治疗黄斑变性的主要手段是光动力治疗,它的作用仅限于稳定视力,并不能提高视力。而现在我国已有了雷珠单抗眼内注射治疗,经过这种治疗,80%的患者视力得到一定程度的改善,并可以维持。但是这种眼内注射治疗也讲究最佳治疗时间,最初出现视力下降症状的1~2个月内,一定要及时就诊明确是否是黄斑变性,一旦确诊,立即治疗,切勿拖延。超过半年的黄斑变性,会自行逐渐瘢痕化,出现瘢痕化以后再进行雷珠单抗眼内注射治疗,视力改善就不会很明显了。

这个雷珠单抗眼内注射治疗也是需要疗程的,一般患者需3针起开始治疗,每月一次眼内注射,作为一个疗程,如果视力提高,并稳定在一定水平之后,再按照实际发展状况治疗,比如是否有新发、复发的病灶等。这个是可以反复、多次注射的,但相应地可能会有引起眼内感染的风险,但据国外统计这个感染概率在千分之一左右,还是较低的,所以患者还是可以放心的。

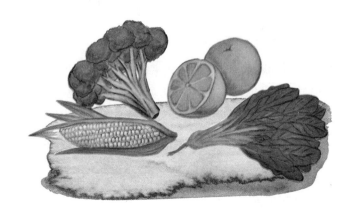

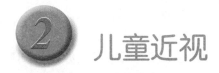

儿童近视

节目嘉宾简介

　　复旦大学附属眼耳鼻喉科医院的戴锦晖主任医师,擅长近视、远视、斜视、弱视诊治和各种眼病所致低视力的康复治疗,尤其对近视激光手术矫治和复杂性屈光不正治疗有丰富的临床经验。

门诊时间

　　周一下午、周二上午、周五上午。(最新门诊时间,请关注医院信息。)

　　高　源:首先,想问您一个问题,根据您的门诊和临床经验,近视发病有没有什么趋势呢?

　　戴锦晖:根据我的大量门诊病例来看,近视的人群逐渐增加,低龄化越来越明显,而且低龄化的近视儿童中,高度近视的人数也越来越多。以前很多上小学的小朋友,是不太容易近视,也很难看到高度近视的,现在这个现象也越来越多了。

　　高　源:这是不是也是相通的,儿童近视发生地越早,近视发展就会越快,形成高度近视?

戴锦晖：对的，这就跟人的眼球发育有关。眼球的发育和身高发育是类似的，年龄越小，它的"可塑性"越强。也就是说，越早得近视，近视度数加深也越快。

高　源：那么在您看来，是什么原因导致现在这种"高度近视低龄化"的趋势呢？

戴锦晖：那么在讲这个"高度近视低龄化"的原因之前，我想先引用一些数据，让大家看看我们国家近视的现状。当然很多人都知道，我们国家是近视眼大国。现在国内基本认为，小学生的近视发生率在10%~20%，中学生的近视发生率可以达到50%以上，高中生则高达70%~80%。我们再用一个上海市奉贤区的数据来说明一下，1999-2010年间，小学生的近视发生率从10%增长到20%，几乎翻了一倍；初中生的近视发生率从50%提高到60%左右。从这些数字我们就可以比较明显地看出，近视低龄化的趋势比较明显。下面，我们就要关注到底是什么原因，导致这种现象的出现。

其实，近视的发生可以大致分为两类原因。一种是遗传性近视，近视是会遗传的，但由遗传引起的近视人数总体上是不多的。另一种是由环境因素引起的近视，这是诱发近视发生的最主要原因。

高　源：那先问您一下关于这个遗传近视啊，是不是只有父母是先天性近视的，才会可能把近视遗传给子女，而父母是后天近视的，就不会遗传？

戴锦晖：这个问题，准确理解应该是这样的：如果父母是先天性近视，这种近视一般都是1 000度以上的高度近视，那么他的子女患高度近视的概率是很高的，我们叫这种为"病理性遗传"。还有一种遗传叫作"单纯性近视"遗传，由后天因素决定的，这种遗传的方式比较复杂，不像前面病理性遗传那样简单。这种近视遗传性可能没有病理性遗传那么高，但是相比而言更值得重视和研究。

高　源：那么电子产品对近视低龄化有影响吗？

戴锦晖：前面讲到高度近视低龄化，其实这跟电子产品的普及是密切相关的。其实，导致单纯性近视（非遗传）的环境因素主要包括两点：长时间近距离地过度用眼和用眼姿势不当。而实际上，电子产品恰好同时具备了这样两个诱发原因。回想一下我们身边的娃娃们玩手机、Pad 的样子，就不难明白电子产品为什么会是现在孩子近视的重要诱因了。

　　当然，"长时间近距离"以及"用眼姿势不当"不仅仅在孩子们使用电子产品的时候出现，孩子做作业、看书、画画时其实都可能会有。所以，给学龄孩子的一个重要建议是：课间不要坐在原位，尽量到户外放松休息。在家中做功课的间隙，也是同理。每天保证充足户外活动时间的孩子，是不容易得近视的。我们也建议，每天尽量保证累计 3 小时的户外时间，即使不做特别的运动，走走晒晒太阳也是很好的。

高　源：那能说一些预防近视的措施吗？

戴锦晖：虽然很多人现在质疑这个眼保健操的作用啊，但是从中医的角度看，眼保健操通过按摩眼部周围的穴位，可以起到改善眼睛局部血液供输，是有一定效果的。当然，眼保健操到底在多大程度上起到预防作用，是仍然需要继续研究的。像很多广告上说的能治疗近视的理疗仪，其实跟眼保健操差不多，都还缺乏有力证据显示它对于近视治疗的有效性。说到药物，我们现在的确有可以控制近视的药物，但往往伴有各种副作用，目前仍然缺少一种副作用小，效果又好的近视药物。饮食方面，可以多吃一些像蓝莓之类的补充食物。当然，最关键的还是我们前面说到的保持良好的用眼习惯，这个才是预防和治疗近视的最重要方面。

张女士：我女儿上高二了，一只眼睛近视度数有 600 度，另一只眼睛没有近视。我想问的是，这个近视度数到什么年龄就不会增加了，还有像我女儿这种情况需要配眼镜吗?

戴锦晖:像您女儿这种情况,我们诊断为"屈光参差",就是两只眼睛近视度数差别很大。我首先来回答你第一个问题啊,按以前传统来说,18岁成年以后,近视度数趋于稳定。但是现在社会近距离用眼要比以前多很多,所以说现在没有一个绝对的年龄点,保证近视度数不再增加,即使成年以后,也要注意用眼,也有可能度数会增加。再就是回答你第二个问题,对于屈光参差相差600度的情况,是不适合带普通眼镜的,因为普通眼镜会让你两只眼睛看到的事物差别很大,超过大脑能够接受的范围,所以会很疲劳。这种情况,隐形眼镜是可以佩戴的。还有就是在近视度数趋于稳定以后,如果担心隐形眼镜可能会感染的话,手术激光治疗也可以作为一种选择。

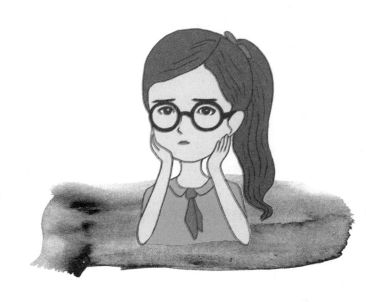

3 青光眼

节目嘉宾简介

复旦大学附属眼耳鼻喉科医院（上海市五官科医院）眼科戴毅副主任医师，擅长各类青光眼的早期诊断，激光、手术和药物治疗，青光眼术后并发症，低眼压，视神经相关疾病的诊治。

门诊时间

周一、周二、周四上午，周五下午。（最新门诊时间，请关注医院信息。）

主持人：那什么是青光眼呢？

戴　毅：青光眼大致可以分为两个类型，原发性青光眼和继发性青光眼。

1）原发性青光眼又可分为开角型青光眼和闭角型青光眼。我们要先从眼睛的结构来谈这个区别。眼睛里有个结构叫作房角，房角控制房水的流出，而房水的流出通道又与眼压密切相关。正常人的房角是开放的，而一旦发生房角关闭的情况，就会导致眼压升高，这就是闭角型青光眼。如果房角开放，而房水流出通道——小梁网发生异常，就像流出阻力增大，即为开角型青光眼。一旦房水无法正常流出,产生堆积,眼压就会升高,压迫视神经,形成青光眼。

2)继发性青光眼:由各种各样的外伤和眼睛炎症,像葡萄膜炎或某些全身疾病导致的青光眼。

主持人:那青光眼有什么症状呢?

戴　毅:拿闭角型青光眼来说吧,闭角型青光眼发作时,轻的话就是眼睛胀痛,看灯泡时有虹视,就是看到灯光周围有一圈光晕;重的话就会突然头痛、恶心、呕吐、视力模糊。有的人症状较轻,可能休息会儿就好了,但千万不能忽视这个信号,如果你的头痛、恶心症状在神经内科没得到解决,而眼部又有不适,就该及时就诊眼科。

急性的闭角型青光眼的症状与上面说的有些类似,也经常会有一些"大发作"和"小发作"。大发作呢,症状就是突然的视力下降,同时伴随有头痛、恶心、呕吐;小发作的话,症状就是视物有点模糊,眼睛胀胀的,看东西有些雾视等。这些急性青光眼症状还是比较明显的,慢性的青光眼就相对来说难以发现了。一旦到了中晚期,眼压有点高了,这时候视神经已经有明显损伤了,就比较严重了。

主持人:有这样一种说法,青光眼是不可逆的吗?

戴　毅:实际上无论原发性的还是继发性的青光眼都是不可逆,一旦得了,只能治疗控制,维持视功能的现状,都无法做到治愈。所以,一年一次的体检一定要重视,早发现,才能早治疗、早控制。

主持人:那有哪些人群会容易得青光眼?

戴　毅:这个问题可以这样看。首先呢,其实各个年龄段的人都有可能得青光眼,像儿童也会有先天性青光眼。在中国最常见的是闭角型青光眼,这种青光眼的主要患者群是50岁以上人群,这主要跟眼睛的解剖结构有关。其次呢,女性由于情感丰富,情绪激动容易导致瞳孔放大,所以也容易引起青光眼发作。此外,在冬天日照不足,如果长时间待在昏暗环境中,也会诱发青光眼发作。

张女士: 我两年前患闭角型青光眼,开过刀以后,这个青光眼还一直存在吗?

戴 毅: 我前面也说过了啊,这个青光眼是不可逆的,只要得了,就是一直存在的。您做完了手术,就要一直保持术后随访,关注眼压的状况。如果您的眼压一直没有太高,视野情况还不错的话,说明你的恢复情况还是不错的。

王先生: 我女儿有弱视、远视,左眼有400度的散光,右眼还好,但我女儿有焦虑症,在服用一些神经类的药物,想问问医师,药物会造成暂时性的散光和近视加深吗?

戴 毅: 看您说的情况,如果您的女儿仅仅散光就有400度的话,建议她去医院做一个角膜递进图,看一看是不是角膜有什么问题。的确是有一小部分药物,长期使用会对视神经造成影响,但这种情况并不多见,所以还是要具体情况具体分析。

钱女士: 我的眼睛老是闪光,有刺痛感,有干燥综合征,您看看是什么情况?

戴 毅: 如果您已经做过了眼压检测而且眼压也不高,因为青光眼的话一般是胀痛,您是刺痛,所以基本上排除明显青光眼的症状。您说眼睛有闪光感,这是明显的玻璃体牵拉视网膜的症状,是玻璃体混浊,这也是年龄大的人常见的眼部疾病。

王先生: 我的眼睛老是流泪,看不清东西,而且越来越严重,您看是不是青光眼?

戴　毅：像您这种情况，还应该到医院具体地检查一下。如果您戴老花镜可以看清楚，那基本上应该是普通的老年人老花眼，如果迎风流泪，这种有可能是结膜炎，在冬季也比较常见，建议您就近到医院眼科检查一下。

陈女士：我眼睛老胀得难受，眼压有点高，去医院看，医师说不像青光眼，您看一下是不是啊？

戴　毅：我的建议，还是要到门诊看一下眼睛房角的结构。您的眼压在20~22毫米汞柱，这是一个临界值。是不是青光眼，不能仅仅根据一个眼压的数值来判定，具体还要检查眼睛房角的结构。听您说，您有这个远视眼。远视眼呢，就是眼睛前房浅，这实际上是青光眼的一个危险因素，还是建议您到医院眼科具体检查一下。

范女士：我儿子就是眼压高，其他指数都正常，您看一下这个要紧吗？

戴　毅：首先您不要太紧张，一次的眼压测量偏高，是不能说明问题的。如果您已经去上海交通大学医学院附属瑞金医院眼科检查过了，医师说没有其他问题的话，您就不用担心了。

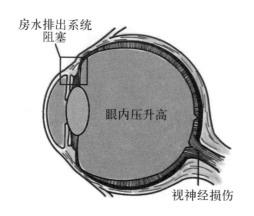

4 暑假保护儿童视力

　　复旦大学附属眼耳鼻喉科医院的戴锦晖主任医师,擅长近视、远视、斜视、弱视诊治和各种眼病所致低视力的康复治疗,尤其对近视激光手术矫治和复杂性屈光不正治疗有丰富的临床经验。

门诊时间

　　周一下午、周二上午、周五上午。(最新门诊时间,请关注医院信息。)

　　高　源:首先问您一个问题啊,现在正值暑假,孩子们户外活动比较少,一个暑假窝在家里大量地使用电子产品,会不会造成视力有一个明显地下降呢?

　　戴锦晖:的确是这样。从我的临床实践来看,很多孩子都是因为暑假里放松了用眼的注意,一些在学校里良好的用眼习惯也不坚持了,无节制地使用电子产品,从而导致了眼睛视力的一个下降。

　　高　源:我们看到啊,现在小孩子的近视人数特别多,那除了这个使用电子产品之外,还有什么原因吗?

戴锦晖：在谈这个原因之前，我想先给大家看一个数据。上海的小学生近视发病率为20%，中学生60%左右，大学生更是高达80%。上海市2010年做的一个青少年近视发病率的调查，结果发现比2005年上升了5%。那么这么高的近视发病率是怎么来的呢？原因其实大致分为两类。一是遗传发生的近视，这类近视总体上占的比重不大。而占绝大部分的近视是另一种由于用眼不当引起的单纯性近视，

高　源：那先问您一下关于这个遗传性近视啊，是只有父母是先天性近视的，才会可能把近视遗传给子女吗？

戴锦晖：因为遗传性近视有两种，一种如果父母是先天性近视，这种近视一般都是1 000度以上的高度近视，那么他的子女患高度近视的概率是很高的，而且子女近视的度数增长也是很快的。还有一种遗传叫作"单纯性近视"遗传，由后天因素比如用眼不当决定的。

所以，更值得重视的是这种环境因素引起的近视。更通俗地讲，就是用眼不注意引起的近视。比如在很昏暗的环境里看书，无节制地看电视，在动荡的车厢里玩手机等，往往都是造成近视的原因。还有，近视和人的体质也是相关的。体质偏弱，爱挑食的体质更容易出现近视。

高　源：那不吃什么东西更容易导致近视呢？

戴锦晖：因为人的眼球是胶原组织为主的器官，我们主张是不要缺某种营养，蔬菜、水果、肉类对眼睛都很重要，因而都要吃。当然，我们通常地讲，要预防近视可以多吃一些富含胶原蛋白的食物，像猪蹄之类的食物。像蓝莓之类的保健性食物，也是可以起到辅助性的预防近视的作用。总体来讲，还是要注意饮食均衡，保持好的体质。

高　源：那怎么判断假性近视还是真性近视呢？

戴锦晖：假性近视，就不是"真的"，是可以去除的，鉴别假性近

视的唯一方法是散瞳验光。要点点药水，让眼球彻底放松、扩瞳，检测之后没有近视度数，这就是假性近视。当然，也有家长担心检查所用的药水是否对眼睛有害，其实散瞳验光所用药水就是睫状肌麻痹剂，是帮助调节眼睛的睫状肌放松的，药效只有6~8小时，不会损害眼睛。14岁以下的青少年最好在医院的眼科做散瞳验光，再配眼镜，眼镜度数配得千万不能过深。14岁以上可以不用散瞳验光，在外面大的眼镜店验光就可以。

高　源：生活中常有人说眼镜越戴近视度数越深，您觉得近视了不戴眼镜行吗？

戴锦晖：我在门诊中也经常遇到有的家长不给孩子配眼镜，说"戴了就摘不下来了，越戴越深"。其实呢，我们戴眼镜的作用是为了看清楚东西。如果看不清楚还不戴眼镜，眼睛会更加疲劳，会加重近视。另外，不戴眼镜的孩子有时候为了看清东西会眯起眼睛，而眯眼睛会对眼睛产生压迫作用，对眼睛保护是很不利的。此外，近视不戴眼镜也会影响孩子上课学习。老师板书的东西，看不清楚，就会影响学习。所以从各个方面来看，我们还是建议如果孩子近视了，还是要配戴眼镜。

王女士：我女儿7岁马上就要上小学了，幼儿园时视力一直不错，两个眼睛都是5.1。但是我本人是高度近视，老公也有800度近视，会不会遗传给女儿？

戴锦晖：你女儿现在5.1的视力说明就是正常的视力。父母600度以上就是高度近视，如果您是典型的家族遗传的近视，那您女儿7岁大概就会有200~300度的近视。而您女儿现在没有近视，说明目前遗传的倾向不是很明显。但要注意，父母是高度近视的，儿女以后出现近视的可能性要比父母非高度近视的人高。所以目前不能完全排除遗传可能，但目前视力还好，那种很严重的近视的可能性就比较小。只要注意用眼习惯，您女儿保住好视力的可能性依然非常大。

王女士：节能灯和护眼灯的台灯对孩子视力会有损害吗?

戴锦晖：其实所谓的护眼灯和一般节能灯原理一样,只是宣传时它强调"无频闪"。而实际上我们日常生活中的灯频闪也不强,所以护眼灯的理论支持不是很强。我的建议是,灯的亮度不能太亮也不能太暗。灯的摆放位置很有讲究,一般放在左前方,不要直接照射眼球。此外,房间的背景灯一定要开着,让桌面的台灯和背景灯的对比不要太强,这样可以避免眼睛太疲劳。

黄女士：我女儿今年11周岁,右眼近视275度,左眼没有度数,两个眼镜近视度数相差很大。去医院眼科检查,有的医师建议使用OK镜,有的医师建议框架眼镜。您看我应该如何选择?

戴锦晖：其实,两个眼睛近视度数相差大这种情况很多,是与用眼的姿势有关。OK镜是目前控制近视发展一个有效方法,只要机构是有认证资质的,应该问题不大。当然,适不适合佩戴OK镜,还要看您女儿眼睛的具体情况。因为OK镜对角膜状况有要求,费用也比较贵。总体来说,从目前的研究状况来看,OK镜效果要好于框架眼镜,但实行起来还是因人而异的。

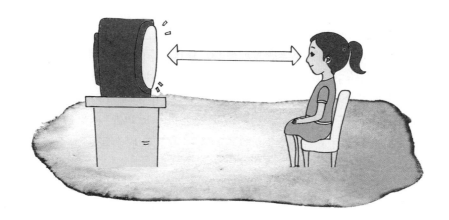

电脑时代的护眼照明

节目嘉宾简介

　　复旦大学附属眼耳鼻喉科医院眼科副主任周行涛主任医师，擅长近视眼老花眼与儿童视觉、近视手术全飞秒SMILE与高度近视手术，激光术后角膜扩张等复杂并发症的处理。

门诊时间

　　周一、周三上午（上海市宝庆路分院）。（最新门诊时间，请关注医院信息。）

　　高　源：上下班我们会用到电脑和很多电子产品，这些电子产品对我们的视力会有影响吗？会造成近视吗？复旦大学附属眼耳鼻喉医院眼科副主任周行涛主任医师，与大家聊一聊电脑时代的护眼照明与近视防治。

　　说到这个话题我的第一反应是一些生活中的场景，很多青少年拿着手机、iPad玩游戏看动画片之类的，家长就会说："看，你又玩这个，小心把眼睛看坏了！"那么过度看这些电子产品到底会影响视力吗？这种看法有科学依据吗？

　　周行涛：这些小朋友过度应用这些电子产品会对视力产生一定影

80

响。特别是对于儿童和青少年,由于他们要经过视觉屈光系统发育的阶段,他们的视力可塑性很强。若不注意用眼卫生,很容易诱发近视。其次,儿童的自控能力较差,可能长时间使用电脑而不注意休息,更容易将自己置于危害视觉健康的环境中而得不到及时纠正。第三,儿童的视觉系统具有很强的适应性,他们能较快适应新的照明环境,可能很难感受到不合适的照明环境所诱发的不适感。所以,儿童视疲劳更应引起家长重视。

高　源:刚才我们谈到是过度使用电子产品,有些小朋友会说,那我过度写作业也会造成视力下降啊? 那么到底是因为过度用眼还是因为这种电子产品的光线闪烁造成的视力危害呀?

周行涛:老百姓都能体会到看书和看电脑有不同的视觉体验,视觉疲劳程度也是不同的。看书是光线反射到眼睛里,而电脑屏幕是自发光直接照到眼睛里,而且电脑中的光线随显示内容的不同而时刻在发生明暗变化。这个时候远视野的光线如窗帘和天花板的反光是否和电脑的光线相匹配对视觉的舒适度有很大关联。但是由于小朋友的视觉正在发育过程中,视力的可塑性很强,他们主观的视觉疲劳没有感觉出来并不代表没有客观的视觉疲劳。我们曾经对小朋友做过类似的调查,当电脑上的节目比较精彩时,有的小朋友眼睛一眨不眨,长时间就会造成眼睛表面发干。而且长时间注视屏幕,视觉调节的灵敏度也会下降。

高　源:刚才您谈到了视觉疲劳的一些症状和反应。总结下来有两点: ① 电脑屏幕等类似的电子产品的确和纸质读物不同,它的光线是动态可变的,容易造成视觉疲劳。② 周围的环境光线也非常重要,比如说你用的什么灯,光线的方向是怎样的,光线的强度如何,还有家里装修的色调都会对视觉有影响对吗?

周行涛:是的,我们做过相关的试验,在看电脑屏幕的时候,除了顶灯的光线之外,在左前方再用一盏台灯补光,有85%的儿童和

75%的成年人会感到视觉舒适。这是一种主观的体验，我们把这些主观体验和客观的视力指标相比较发现它们是一致的。虽然使用电脑已经深入到我们日常的工作和生活，在这种情况下我们是否能够采取有效的手段减轻我们的视觉疲劳，让我们的视力维护得更好一点呢？我们推荐在电脑屏幕之外增补额外的照明光源。我们设计了有适度背景光照明和无背景光照明两种试验环境，并对受试者的视觉状况进行测定。儿童组的试验表明，经过一段时间的电脑操作，在有背景照明的环境下有24%的人出现暂时性远视力下降，而在没有背景照明的环境下则有53%的人出现暂时性远视力下降且眼调节能力的下降量、眼干症状更为显著。成人组的试验结果与儿童组差异不大。因此我们初步得出结论：一定程度的背景光照明有助于减缓视疲劳而保持适度的屏幕和背景亮度比有助于提高使用电脑时的用眼舒适度。

高　源：这是一个非常好的建议，我们不可能脱离电脑时代，但是我们可以在用眼的时候增添一些辅助措施来优化我们的用眼环境。您刚才推荐在左侧补光，是不是因为我们大多数人习惯右手写字？

周行涛：是的。因为我们希望补光的视野之内光线尽可能均匀、柔和，不要有暗影和均匀不一的情况。有些不合标准的照明设备还有对视力不利的频闪，我们希望大家能在书桌这个小环境里选用良好的照明设备，这样才能看得清晰、舒适和持久。

高　源：我还想问您，到底阅读用光是偏黄的暖色调好还是偏蓝的白光好呢？

周行涛：这是个非常好的问题，很多老百姓认为暖色调的光线比较舒适，而冷色调的光给人一种冷的感觉，这就牵涉到光照度和光的色温。光照度是指的光线明暗强度，色温高就偏黄感觉暖一点，色温低给人的感觉是偏蓝偏冷。根据我们几年前的研究发现冷色调光源能提高视觉的辨色度,但是对于视觉的持久度来说暖色调更好一些,当然这还需要更多的研究来证实。老百姓选择光源的时候不要太偏爱暖色调和冷色调,而是选择尽可能接近自然光线的光源设备比较好。特别是小朋友正在处于视觉发育的阶段,更应尽可能选择模拟自然光的照明设备,因为自然光是一种混合光,它的可见光波段范围较宽,我们人类在进化过程中长期生活于户外自然环境,视觉系统比较适应自然光线,所以我们建议室内的照明环境也尽可能模拟自然光环境。

高　源:看来判断光源的好坏要重视主观的舒适度。

周行涛:对,我们的眼睛非常灵敏,尤其是儿童。比如大人给孩子买了台灯,孩子说用起来不舒服,这个时候家长就要尊重孩子的主观感受,应该测量一下是不是光线太强了或者摆放的位置不合适,比如有反光发生?最好也能坐下来亲自感受一下以便于对照明设备作出调整。

高　源:对光线的主观舒适度是一个重要的衡量标准,另外您提到室内照明的光线应尽量模拟自然光。

周行涛:对,家长给孩子买台灯的时候最好选择连续可变的光源,比如孩子可根据自己的舒适感自行调节1、2、3档的台灯。另外我们也有客观的指标来检测是否有视觉疲劳,比如测量眼睛是否发干。

高　源:有听众问看电脑和电视的时候到底是开灯好还是不开灯好?环境是亮些好还是暗点儿好?是用日光灯好还是白炽灯好?

周行涛:首先我们应该用开灯的方法提供背景光,其次光亮强度要与屏幕的光线相匹配,使两者的光照差异度不要太大,这样眼睛就不易疲劳。我们大家都有这样的体会,在黑暗的房间看电视会觉得特别刺眼特别累,但是如果有背景灯光就比较舒服。

高　源：有的听众说长期看电视电脑眼睛不舒服,同时还有头晕,怎么办?

周行涛：这种情况比较极端。需要验光看看是否有老花或散光?如果有呕吐现象发生还要测量眼压排除一下青光眼。

高　源：过度用眼后视疲劳有哪些指标呀?

周行涛：首先是眼睛发干,正常眼睛表面有一层均匀的泪膜,通常不易发干,过度用眼则会发生干涩的现象。其次视觉疲劳时通常会发生瞬目(眨眼睛)次数减少的现象。眨眼次数减少既可以是视疲劳的原因也可以是视疲劳的结果。正常时我们4~6秒钟会眨眼一次,但看电脑或电视遇到感兴趣的内容时眨眼次数明显减少。眨眼睛可以使眼球表面湿润,泪膜变得均匀,能很好地保护视力。变干的眼睛会有不舒服的异物感或者疼痛感,所以我们在长时间使用电脑或看电视的时候要有意识地多眨眼睛从而保护好视力。必要的时候要适当用一些不含防腐剂的人工泪液。

高　源：有的听众问常常感觉眼白发红、眼睛发胀,看完电视之后视物不清,这该如何解决?

周行涛：这就说明这位听众的眼睛调节力减弱,泪液减少,不能在眼球表面形成均匀的保护膜眼睛就容易发红,应该使用人工泪液减轻症状。

高　源：有位37岁的听众反映视物模糊该如何处置?

周行涛：首先要分清是看近模糊还是看远模糊?如果是看近物模糊要测量一下眼睛的调节力是否减弱,如果是看远模糊调整一下后能看清楚,说明眼睛的调节力过强了。无论过强过弱都需到眼科进行专业的检测。

高　源:现在手机都能调节亮度,有听众问是调亮好还是调暗好?

周行涛:这取决于周围环境光的亮度,使环境光和手机亮度差异尽量减小。最简单的方法是调节到自己的眼睛感到舒适为准。

高　源:有听众问缓解视疲劳的眼药水和人工泪液能经常用吗?

周行涛:人工泪液是减轻视觉疲劳的手段但不是唯一的手段,也并不是说只要有视疲劳就要用人工泪液。电脑时代视觉疲劳常常伴随着眼睛干涩,暂时性使用人工泪液是可以的,但如果长期眼睛干涩还是应当去眼科确诊一下。

高　源:有听众问视网膜脱落手术后3个月应该注意哪些事项?

周行涛:灯光尽可能柔和,手术早期要注意防止强光照射眼睛,出门注意戴太阳镜,室内灯光也不要太亮太鲜艳。视网膜脱离术后的患者尽量避免剧烈运动。

高　源:有听众问学习的时候用LED台灯是否合适?

周行涛:LED灯是未来的发展方向,只要能调光强度,光照均匀令人舒适的台灯都可以,最好有顶灯构成双照明系统比较好。

高　源:有听众问孩子暑假近视加深200度该如何处理?

周行涛:一个暑假近视加深200度,病情进展明显过快了,建议去医院检查眼轴的长度,角膜的曲率,测量眼压,根据综合检查确定治疗方案。大部分青少年18岁近视会稳定下来，单纯性近视一般会稳定在600度以内。每年近视加深不超过150度尚在正常范围，一年加深超过200度就要考虑是否有其他疾病。

高　源：您总是推荐灯光要与自然光类似，是不是自然光对视力最好呢？

周行涛：推荐青少年每周有8小时以上户外活动来接触自然光线。通过新加坡和澳洲的对比试验表明多接触自然光、多看风景有利于视力的维护和近视的防治。不一定非要户外高强度运动，就算是散步也有很好的视力保健作用。

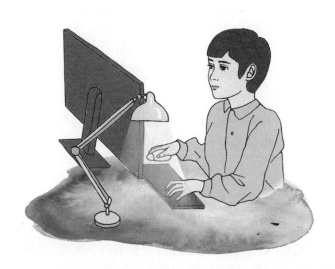

第五篇 心脑无恙

心脏起搏器

节目嘉宾简介

上海交通大学医学院附属仁济医院心内科的毛家亮主任医师,擅长心脏起搏器治疗、心脏神经病、心功能不全、高血压、心律失常等疾病。

门诊时间

周三上午专家门诊,周四上午特需门诊,仁济医院东院。(最新门诊时间,请关注医院信息。)

高　源:我们先了解一下这个心脏起搏器是干什么用的呢?

毛家亮:心脏起搏器应该说是最近几年来人类医学工程上的四大发明之一。随着我们人口老龄化的加剧,心律失常、心动过缓等情况越来越严重。我们都知道,随着年龄的增长,心脏功能也逐步衰减,有的人就会出现心动过缓,甚至心脏停搏的现象,这个时候就需要心脏起搏器帮助心跳恢复。

高　源:那心率处在一个什么水平就需要考虑要装心脏起搏器了呢?

毛家亮:一般来说,白天的心率小于50次/分,晚上小于40次/分,或者停跳时间长于3秒,因为心动过缓会导致全身供血不足,患者会有缺氧胸闷、头晕、黑蒙的症状,此时就可考虑安装心脏起搏器。而在近两年,心脏起搏器的适应证范围又扩大了,例如:

1)心脏除颤仪可安装在有室性心动过速、存在高危猝死风险的患者体内,在关键时刻挽救患者生命。

2)目前,部分心力衰竭患者也可以通过三腔起搏器进行治疗。

高　源:那这个心脏起搏器是和手表一样大,安装在心脏旁边的吗?

毛家亮:不是,是装在皮下的。心脏起搏器有三部分组成,一个是导线,一个是起搏发生器,这个起搏发生器是一个整合的装置,有微电脑和微电池组成。它的安装方式也是很简单的,在左胸或者右胸,取决于他是左利手还是右利手。安装的时候,只需要在胸口开一道3厘米左右的口子,将起搏器安装于皮下,通过导线,将心房心室与起搏器连接。手术属于微创,只需局部麻醉,过程也十分简单,一般顺利的话30分钟就可以完成,第二天即可下床,3~4天就可以出院。

高　源:那还是要安装在心房、心室里面?

毛家亮:心脏起搏器是通过导线,将心房、心室与起搏器连接起来。目前,心脏起搏器技术日益成熟,还能做到生理性起搏,根据患者生活习惯与活动情况调整频率,可以适应佩戴者运动的需要,不仅能够挽救患者生命,而且还能提高生活质量。

王阿姨:我经常透不过气,心跳只有42次/分,我担心安装这个心脏起搏器有没有什么风险?

毛家亮:安装心脏起搏器的风险是很小的,安装完以后不会影响正常生活。正常人对这个心脏起搏器的存在是没有感觉的,不仅不影响洗澡、游泳、坐飞机、使用手机电脑,只要避免磁共振等强磁情况，放松心情，不要过度关注起搏器，保持正常生活，定期随访即可。

高　源：那假设一下啊，那很小的风险会有哪些呢？

毛家亮：真有风险的话，像比如囊袋的感染、导线的移位啊。但是随着技术的不断进步，风险越来越小。我们临床发现很多患者在安装完心脏起搏器之后，会有各种各样的不舒服，但是这种不舒服和安装心脏起搏器是没有关系的，是患者自身太过关注这个心脏起搏器而引起的精神焦虑、过度紧张等。

高　源：那安装完心脏起搏器之后，要注意些什么吗？

毛家亮：我的意见是不要关注，只要没有什么不舒服，正常地生活就可以。但是，安装完心脏起搏器3个月以后，要注意一下。因为心脏起搏器的出厂设置都是一样的，过了3个月以后，心脏起搏器已经适应了人体的各项指标和习惯，这时候就需要根据这些指标参数来对心脏起搏器进行调整，比如把电压设置得低一点等。然后根据医师要求，定期去随访就可以了，平时只要没有什么不舒服，就不用太关注它。

朱阿姨：我丈夫80岁，安装之前心跳只有30次/分，安装完以后各项指标都正常。我想问的问题是，心脏起搏器随着手臂的移动而来回移动，这个要紧吗？

毛家亮：心脏起搏器随着手臂的移动而来回移动，这是正常的，对心脏起搏器没有什么影响。我觉得您的情况还是对这个心脏起搏器太过关注了，要放松对它的警惕，要好好地享受心脏起搏器带来的良好的生活质量。

高　源：我也注意到啊，有些安装完心脏起搏器的患者不能定期去医院随访,好像你们仁济医院有这个远程随访,是吗?

毛家亮:是的。我们仁济医院现在已经建立了华东地区首家心脏器械远程监测系统,通过远程随访,就可以及时了解患者心功能状况,在患者出现小问题时,就及时发现并通知患者就诊,利用药物等手段干预,避免病情恶化。针对心脏起搏器时间久了以后可能存在的导线磨损等情况,也可以早期发现,及时更换。

同时,建立这样一个心脏器械远程监测系统,也可以让患者增加安全感,减少不必要的忧虑,因为可以随时监控患者的心脏功能,也就给患者以比较大的心理安慰。

高　源:有位朋友问,心肌梗死可以安装心脏起搏器吗?

毛家亮:不可以的。心肌梗死是血管类疾病,而心脏起搏器解决的是"电"的系统问题。但是如果心肌梗死之后引发的心动过缓等症状,这个时候就需要安装心脏起搏器了。

高　源:有网友问啊,她母亲植入心脏起搏器有5年了,想问一下现在可以做白内障手术吗?

毛家亮:可以的,完全可以。

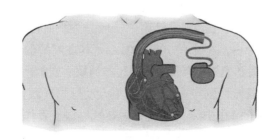

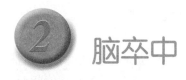

脑卒中

高　源：首先呢，我们先把这个脑卒中给大家澄清一下，是不是就是我们民间说的"中风"啊？

董　强：脑卒中就是民间所说的"中风"，我们平常讲的脑梗阻、脑栓塞、脑出血其实都是脑卒中的一种类型。它是一种突然起病的脑血液循环障碍性疾病。在医学上，脑卒中一般分为缺血性和出血性两大类。缺血性脑卒中占脑卒中的70%~80%，尤其在高龄的老人中间，它是由于血管狭窄堵塞血液循环障碍，引起的脑缺血或脑梗死，其实有很多原因可以导致缺血性脑卒中，包括老年人动脉粥样硬化引起的脑梗死，也包括民间说的"小中风"，也就是短暂性脑缺血发作；出血性脑卒中是由于脑内血管破裂造成血液浸润脑组织、脑出血（即脑溢血）或蛛网膜下腔出血。

高　源：您刚才说到"小中风"，是指平常偶然的一次头晕吗？

董　强：这个不是。我们讲的"小中风"，也就是短暂性脑缺血发作，一定会表现出来跟脑梗死或者脑栓塞这样的缺血性心脑血管疾病相似的临床症状，比如说头晕，发作时候伴随着说话不清楚，一侧感觉丧失，没有力气，或者是突然跌倒，然后症状快速消失。之前认为是24小时之内会消失的，但现在临床资料告诉我们，只要这个症状超过一个小时，就已经发生了脑卒中。

高　源：这些脑卒中一定会表现出症状啊，据说是"FAST"，是吧？

董　强：我们判断自己是不是发生了脑卒中，有几项特别典型的症状，也就是主持人刚才提到的——FAST。

F即face，脸部表情的不对称，脸歪；

A即arm，肢体麻木，往往是单侧；

S即speak，讲话不流利了，失语，说话含糊；

T即time，时间，就是要尽快去医院，黄金3小时。

还有一些症状：包括视物模糊，有黑矇；如果是脑出血，还会有剧烈的头痛。

Face is uneven
面瘫/口角歪斜

Arm is weak
肢体无力

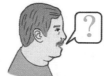

Speech is strange
言语不清

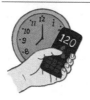

Time to call 120
迅速求助

高　源：刚才您也提到了啊，是不是时间对于缺血性脑卒中患者特别宝贵？

董　强：我们说可以使缺血性脑卒中得到救治的手段目前就是尽快施行血管再通，也就是说的溶栓治疗。现在最成熟的溶栓治疗就是静脉给药，动脉的介入微创手术现在还在临床探索阶段，还不够成熟。对于缺血性脑卒中患者，必须要在发病后的4.5小时之内，通过溶栓治疗才会有效。我们有统计数据发现，能够在3小时之内到达医院施行溶栓治疗的缺血性脑卒中患者只占20%~25%，而一旦实行了溶栓治疗，患者恢复到正常生活的概率约50%，没有及时到院施行溶栓治疗而康复的患者只能占20%。所以，溶栓治疗对时间要求特别高，效果也很显著。

高　源：那脑卒中是可以预防的吗？

董　强：是的，可以预防，这个主要可以分为一级预防和二级预防。脑卒中的预防主要指对高危人群的危险因素进行预防。一个人如果有一些不良生活习惯和状态，如抽烟喝酒、肥胖、作息不规律、不运动、生活状态过于紧张等，这些会导致"三高"的慢性病，造成动脉粥样硬化，这样就很容易成为脑卒中的高危人群。实际上这些高危因素都是可干预、可逆转的，所以这些都属于脑卒中的一级预防。

有病需要治，而治疗后还要预防复发，这就是二级预防。因为70%的脑卒中患者是缺血性的脑卒中。而目前对缺血性脑卒中的治疗方法中，特别强调二级预防，我们一般分为抗血栓治疗、抗高血压治疗、降胆固醇的治疗。我们这里提醒一下，凡是有过中风史，都要进行二级预防，因为它的复发比例很高，可以高达60%，而且复发会一次比一次严重，所以脑卒中的二级预防必须重视上面我们讲的三个方面。

高　源：有个网友问啊，他今年55岁，经常头晕，去医院做磁共振，说是腔隙灶，服用的是银杏胶囊，效果不好，想问一下还有什么别的办法？

董 强：腔隙灶实际上不属于脑卒中，他今年才55岁。头晕可能跟他的血压有关，头晕这个简单的症状实际上可能有很多的原因，并不能和脑卒中直接关联，所以不能乱用治疗脑卒中的药物。医师给他的银杏胶囊，是有保护脑功能的作用的，是对症的药。

高 源：有个网友问，他有个邻居上次做了溶栓之后，出现了吐血、胃出血的症状，是不是溶栓过度会导致出血啊？

董 强：并不存在溶栓过度与不过度的问题，在于我们选择的适应证是不是合适。如果这位先生说的那位患者有过消化道病史，虽然不属于溶栓治疗的禁忌证，但确实是有消化道出血甚至牙龈出血的后期表现的。如果临床上出现了这种出血症状，我们通常会立即停止静脉溶栓制剂的注射。

周阿姨：我头晕，做过磁共振，发现有多发性的缺血灶，颈动脉有斑块，您看一下是什么情况？

董 强：像您这种70多岁的老年人，磁共振发现有多发性的缺血灶，是比较常见的，并不能代表你发生过严重的脑卒中。但是您的动脉粥样硬化是比较严重的，因为颈动脉有斑块了。所以像您这种情况，您应该更加关注如何改善自身的代谢水平，来改变动脉粥样硬化的症状。如果您没有发生过上述我们讲的"FAST"的症状，我们建议您加强锻炼和平衡饮食，如果这样还不能改善症状，您可以服用一些降血脂的药物，即降低低密度脂蛋白胆固醇的药物，可能会使您的动脉粥样硬化出现逆转。

3 阿尔茨海默病

节目嘉宾简介

上海市第一人民医院神经内科的吴云成主任医师,擅长帕金森病、阿尔兹海默病以及睡眠障碍的诊治。

门诊时间

周二下午有帕金森病与记忆障碍的专病门诊,市一医院松江院区。(最新门诊时间,请关注医院信息。)

高　源:记忆力减退一定就是老年痴呆(阿尔兹海默病)吗?

吴云成:不一定。记忆力不好、丢三落四、容易遗忘的确都是记忆力障碍的常见症状。但是很多疾病都可能会导致记忆力减退,不一定就是老年痴呆。有些年轻人工作压力大导致睡眠不好,或者抑郁症也会引起记忆力减退。我们所说的老年痴呆,往往是指65岁以上的老年人记忆力减退以后,导致生活、工作能力的减退,并且这种减退持续加重时,我们才会考虑老年痴呆的可能性。

高　源:老年痴呆,是一个疾病的名称,是吗?

吴云成：是的，老年痴呆是我们老百姓的俗称，实际上呢，我们医学上说的老年痴呆，叫作"阿尔茨海默病"，是用一个德国叫"阿尔茨海默"的医师名字所命名的。他是第一个报道这个老年疾病的医师，并逐渐引起了大家的重视，为了纪念他的贡献，所以就把这种疾病叫作"阿尔茨海默病"。

高　源：我们还是建议用这个"阿尔茨海默病"啊，因为"老年痴呆"这个名称会有一点歧视性，也不够准确。

吴云成：主持人说得很对，因为在我们医学上来看，痴呆是一个概念，包括很多疾病，比如脑卒中引起的痴呆、脑血管病引起的痴呆、脑缺血和帕金森等引起的痴呆，"阿尔茨海默病"是其中最主要的一种。

高　源：阿尔茨海默病是不是其中有一个症状就是记忆力减退？

吴云成：对，阿尔茨海默病实际上是一种综合征，它有很多的症状表现，

1）最常见的症状就是记忆力减退，尤其是近期记忆的减退。

2）还可能表现为日常行为能力的减退，完成不了原先熟悉的工作，比如原来可以去菜场买菜的，现在买菜经常钱会拿错，还有烧饭后煤气忘关等。

3）有些人甚至有精神症状，表现为几个方面：

①有些人会有如心情低落、神情淡漠、不言不语等抑郁的表现。

②有些人会处于亢奋状态，会吵闹、打人骂人，也有人会有幻觉、疑心病、被害妄想等。

③另外也有些患者会有反常行为，如在夏天穿厚衣服，冬天穿得单薄；不停地吃东西，不知道饱；或者不觉得饿，只能家属

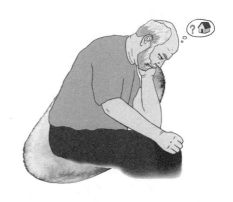

喂他吃,自己不会吃。

阿尔茨海默病早期的话,上面这些症状会可能出现一个或者很少的几个,但是到了中期,患者就可能会出现迷路、回不了家的症状,到了后期上述的症状可能全部都会出现,最后出现瘫痪也有可能。

高　源:那怎么把阿尔茨海默病的精神症状和精神疾病做一个区分呢?

吴云成:这个需要综合地来看,可以到一些专门的医院做一些简易的测试,就能确诊是不是阿尔茨海默病。如果确诊是阿尔茨海默病,那么就是阿尔茨海默病的精神症状,而不是单纯的精神病。

高　源:我就想问啊,那发现一个老年人到了什么程度就需要去医院检查是不是患了阿尔茨海默病了呢?

吴云成:美国阿尔茨海默病协会公布了十大特点,如果您的家人或者亲属出现了以下这十个症状,就需要特别当心是不是得了阿尔茨海默病。

1)记忆力减退,影响日常起居。

2)难以处理以前熟悉的食物。

3)语言表达出现困难。

4)对时间、地点及人物逐渐混淆。

5)判断力日渐减退。

6)理解力或合理安排事物的能力下降。

7)经常把东西放在不适当的地方。

8)情绪出现不稳及行为较前出现异常。

9)性格出现转变。

10)做事失去主动性。

目前阿尔茨海默病的诊断主要是临床上的综合诊断,结合以上所列的症状进行综合的考虑和诊断,目前还没有百分百的病理确诊方法。

高　源:阿尔茨海默病会遗传吗?

吴云成：的确有部分阿尔茨海默病的患者会有家族史，而且目前很多研究也发现部分的阿尔茨海默病患者会出现基因改变的情况。

高　源：针对阿尔茨海默病，您前面反复提到要及时发现啊，那这个及时发现的意义在哪里呢？

吴云成：因为目前针对阿尔茨海默病还没有真正彻底治愈的手段，所以我们及时的早期发现就会显得更有意义。及时发现的话，可以进行干预。让症状发展缓慢一些。

高　源：那一些像打桥牌之类的用脑活动是不是有助于预防阿尔茨海默病呢？

吴云成：是的。适当的用脑的确有助于预防阿尔茨海默病，脑功能如果长期不处于运作状态的话，本身就会衰退。经常用脑，有助于脑细胞的生长、减轻记忆力的减退。

高　源：阿尔茨海默病和"三高"也有关系吗？

吴云成：对的。痴呆的发生有很多原因，前面也已经说过了，有一个原因就是慢性的脑功能损伤。如果有长期的高血脂导致的动脉硬化，或者高血压，都会引起脑部供血不足，长期的供血不足就会造成慢性的脑功能损伤，也会引起老年痴呆。说到这里，我们就必须要注意阿尔茨海默病和其他的一些疾病需要区分开来。血管性痴呆患者，也就是反复有脑梗死的患者，也会引起认知上的减退，但这种减退表现为波动一样的减退，时好时坏，总体上是朝向坏的方面，而阿尔茨海默病表现为逐渐加重的记忆力减退，两者是不一样的症状表现。而且，血管性痴呆的预防只需要针对血管疾病的高危因素进行预防就很有效，要比阿尔茨海默病的预防要好很多。

第六篇　身轻体健

骨质疏松

节目嘉宾简介

上海长征医院内分泌科的郑骄阳副主任医师,副教授,硕士研究生导师,上海骨质疏松协会青年委员,《中国骨质疏松》杂志编委。

门诊时间

周三上午,周四下午。(最新门诊时间,请关注医院信息。)

高　源:首先,很多人会认为骨质疏松不是一种病,是人体的一种自然老化,这么说有道理吗?

郑骄阳:这是大家普遍认为的一种说法,但是呢,骨质疏松和人体自然衰老比如头发变白是不一样的。骨质疏松实际上是人体骨质的流失大于吸收而长期积累的一个过程。就像一所房子,如果长期不修补,可能就会自然破坏了,就不能住了。而如果勤加修缮,就可以焕然一新,所以我们老年人对骨质疏松的疾病是越早"修缮"越好的。

高　源:那么骨质疏松会导致哪些后果呢?

郑骄阳:其实,相对于骨质疏松本身,我们更担心也更关注它的后果。像我们都知道高血压和糖尿病会导致心脑血管疾病,那么骨质疏松往往可能会导致骨折。像很多老年人可能以为很正常的骨折,在医学上就叫作"脆性骨折"。轻度的骨折导致生活不便,甚至瘫痪在床,而严重的骨折可能会引起死亡。尤其高龄老人骨折更加危险,可能并发压疮或肺部感染,严重的话也会危及生命。所以骨质疏松引起的骨折千万不能小视,它会大大影响我们老年人的生活质量。

高　源:那骨质疏松都有哪些症状呢?

郑骄阳:骨质疏松从感觉上来说,最早的感觉就是疼痛。可能很多老年人会表现为腰背的疼痛、轻微的抽筋等症状。其实这些疼痛就是一些"微型骨折",我们用肉眼是无法判断出来的。

高　源:那骨质疏松的检查,是出现了上述症状了才去医院检查,还是到了一定的年龄阶段,就要去检查了呢?

郑骄阳:对于骨质疏松,我们还是以早期预防为主,因为如果等到出现明显的症状了,可能就已经比较严重了。其实有一部分人群更应该注意骨质疏松的预防,比如绝经后的妇女,也就是说50岁以上的女性是骨质疏松的高发人群。所以处于绝经期或绝经后的女性,就应该适时关注自己骨质疏松方面的症状,必要的时候要去医院做一下检查。因为女性体内的雌激素是有助于成骨细胞生长的,使人体骨的吸收大于流失的。而由于绝经后的女性,雌激素水平也逐步下降,这种保护作用也会降低,所以绝经后的女性更容易发生骨质疏松。因此,这也提示了我们一个骨质疏松的治疗方法,就是可以采取雌激素的补充来治疗老年女性的骨质疏松症。

高　源:那除了绝经后的老年女性,还有哪些是高危人群?

郑骄阳:首先,骨质疏松是与骨质疏松家族史是有关的。如果您的父母有骨质疏松或者骨折的病史,那么您患骨质疏松的风险是大大增加的;其次,相对于身体肥胖的人容易得糖尿病、高血压,身体较瘦的人就会容易得骨质疏松。如果有上述两个高危因素的人群,就应该尽早预防骨质疏松了,尽量每隔一段时间就去做一个骨密度的检查。

高　源:说到骨密度了,那这个骨密度检查是不是骨质疏松检查的一个重要标准呢?

郑骄阳:是的。可能大家在广告上等听说到很多种骨质疏松检查的方法,其实最简单有效的方法就是骨密度检查,我们一般叫作"双能X线吸收仪测试骨密度"。这种方法呢,经济、方便、无痛,是一个很好的骨质疏松检查方法。

高　源:关于骨质疏松预防,民间也有很多方法,像有人说,天天喝骨头汤,就可以预防和治疗骨质疏松,这种说法有道理吗?

郑骄阳:确切地讲,是部分有道理。如果我们在喝骨头汤的时候,加一点醋,是可以促进钙的吸收的,因为钙是我们骨骼形成和维持的基本原料。但是,骨头汤里有大量的脂肪,如果天天喝,大量的脂肪进入血液,反而会增加老年人心脑血管疾病的风险。所以,补钙来预防和治疗骨质疏松的方法有很多,并不一定要采取每天喝骨头汤的方法。

高　源:喝骨头汤其实也是补钙,那是不是意味着补钙就可以预防和治疗骨质疏松呢?

郑骄阳:并不是这样的。预防和治疗骨质疏松是一个全面的方案,虽然补钙可以增加我们骨骼形成和维持的基本原料,但是如果骨质的流失问题没有解决,实际上补钙也还是完全不够的。总结下来,会有这样几点:

1)补钙的方面:因为我们人体一般每天需要的钙是800毫克左右,

所以我们一般建议40岁以上的人群,每天吃一粒600毫克的钙片就可以了,因为日常饮食中也会摄入一部分钙。钙剂量补充多了,反而会不利于人体健康。

2)再就是服用抗骨破坏的药物,因为老年人群的骨的破坏流失是持续性的,所以我们服用抗骨破坏的药物也应该是持续性的,一般来说,应该至少先吃一年,然后再根据骨密度检测情况决定是否继续服用,很多老年人都是需要长期服用的。

3)还有就是多晒太阳。不过这里需要注意就是,隔着玻璃晒太阳是没有效果的,因为阳光中的紫外线不能穿透玻璃,不能促进活性维生素D的生成。同时注意也不能涂着防晒霜晒太阳或者隔着遮阳伞,这些都是效果不好的。

4)还有一些饮食禁忌,比如少喝咖啡、浓茶、碳酸饮料等。

5)最后就是适量锻炼,增强身体免疫力。

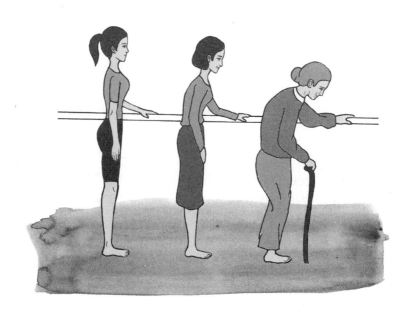

广场舞能跳出肩周炎

节目嘉宾简介

复旦大学附属华东医院骨科的张云海副主任医师，擅长肩、膝、髋关节疾病、运动损伤和复杂创伤、关节周围骨折、骨质疏松骨折、骨不连接、关节置换术和关节镜治疗。

门诊时间

周五下午专家门诊。(最新门诊时间，请关注医院信息。)

高　源：首先第一个问题就想问啊，跳广场舞不是锻炼身体吗，会引发肩周炎吗？

张云海：从我们骨科医师的角度来看，因为一般跳广场舞的女性年龄在50岁以上，而我们人体肩关节的退变在40岁后就会不断加剧。对于跳广场舞后发现得了肩周炎的女性来说，多数是原本就有肩关节的退行性病变的基础，而广场舞中的一些动作，如手臂反复高举过头等，就可以加重肩部韧带的炎症，从而最终导致肩周炎。

高　源：那为什么有些广场舞动作会导致肩周炎呢？

张云海：我们从肩关节本身的构造来说，肩关节是人体活动最大的关节，为双关节结构，以手臂上举动作为例：在活动时，需要有肌肉压进关节内，还需要肌肉协同做出上举动作。在上举的过程中，压住关节的肩袖组织挤压在外层关节的下方，反复摩擦就可能导致炎性反应，引起疼痛。

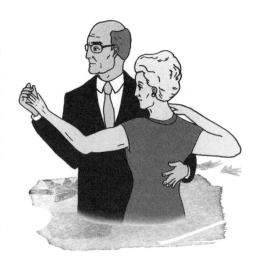

高　源：但是我也听一些医师说，爬墙动作能帮助肩关节疾病恢复，这是有道理的吗？

张云海：首先，我们得先澄清一下"肩周炎"这个概念。实际上，现在西医一般不做"肩周炎"，也就是肩关节周围炎的诊断，因为引起肩关节疼痛的原因很多，不能以"肩周炎"一概而论。可能引起肩关节疼痛的原因包括：肩袖损伤、肱二头肌长头肌腱炎、肩峰下撞击，以及感染合并其他疾病等情况。

其次，才能根据情况看爬墙动作到底适用于哪一种情况的康复。对于粘连性肩关节周围炎来说，这种疾病有自限性，也就是说在发展到一定程度后能自动停止，一般2~3年会逐渐恢复至痊愈，在恢复过程中，爬墙活动是拉松关节囊的过程，是有利于康复的。但是如果你的情况是肩峰下撞击或肱二头肌长头肌腱炎、肩关节炎，做爬墙动作就会适得其反，加重病情。所以，具体是否适宜做爬墙动作，还是需要专业骨科医师帮你判断。

蔡阿姨：半年前医师说我肌腱撕裂，开刀打了铆钉，现在骨关节有点肿胀有点疼，虽然能举起来，但是有限制，重力气活干不了，您看一下我这种情况应该怎么办？

张云海：您接受了一个外科微创的治疗，从我们肩关节外科医师的观点来说，手术治疗永远只是第一步，术后的康复治疗才是最重要的。像您这种情况，虽然经过了外科手术，但是如果没有经过专业系统的康复治疗，可能手术效果就会打折扣。至于需要什么样的康复治疗，关键要和开刀医师沟通好，因为不同类型的手术，它的术后康复治疗也是不一样的。

高　源：我们也都知道啊，很多在骨关节病恢复期的患者都有这样一个问题：康复训练有时会疼痛，到底忍痛做比较好？还是可以根据身体状况适当停做？

张云海：对于骨关节病的康复训练问题，一定要分成几种情况来具体分析：

1）对于刚接受完手术的患者，医师通常会提供镇痛的方式，比如口服药物、使用镇痛棒等，为患者的被动活动过程减轻疼痛。恢复锻炼过程疼痛是难免的，但正常情况下，这种疼痛会不断减轻。患者自己也可以留意，如果这种疼痛从第1天到第7天持续加重，可能你的术后锻炼就有问题了。

2）对于那些因为肩关节疼痛，而自己进行爬墙动作等锻炼的人来说，最重要的还是要先找到疼痛原因，先判断是否适合做爬墙动作。如果确实适合做，这时候的锻炼也要在控制疼痛的前提下进行。如果某些运动导致疼痛加重，还是要加以避免，可以尝试通过改变肩关节旋转方向等方法来减轻疼痛，让锻炼得以继续。

高　源：关于肩周炎，我们民间有个说法叫做"五十肩"，就是人到了50岁就会得肩周炎，这个说法到底有科学依据吗？

张云海：其实，这种说法是有一定道理的。因为从人体衰老的过程中来看,人体40岁以后,肩袖组织都会有或轻或重的退行性改变,也就是大家通常说的"老化",肩袖组织可能变脆、变毛、出现夹层等情况。而且在这个年龄段,人体的整体机能都开始逐渐走下坡路,对女性尤为明显,因而肩周炎的发病率也就更高。

高　源:那为什么同样是老化,女性患骨关节病概率就会是男性的7倍呢?

张云海:这句话其实可以这样理解:男性和女性患骨关节病的概率可能相差不多,但女性往往更容易出现症状。原因可能包括:
1)一方面男性肌肉比较发达,关节稳定性比女性好。
2)女性从事更多家务劳动,关节磨损机会更大。

刘阿姨:我在今年1月挤公交的时候,拉伤了肩部,当时贴了膏药,就没注意,后来又无意中被人拉了一下,感觉很痛,去医院做磁共振检查,医师说是"肩袖损伤",但我感觉我伤的不是肩部,如果真的是肩袖受伤,一定要开刀吗?

张云海:首先,磁共振是可以诊断出是否骨折的,一些骨的挫伤和微骨折都是可以拍出来的。其次,您感觉到您受伤的不是肩部,拿东西超过您的负荷的话,肩袖肯定是会有损伤的,这是没有什么问题的。最后,并不是所有的肩袖损伤都会表现出来疼痛,所以一旦出现了疼痛,仅仅贴膏药,效果是不好的。至于要不要进行开刀,需要看您对肩关节活动的要求,如果仅仅想满足日常活动,是可以不用开刀的,这个最终决定权还是在您手里的。

颈椎病

节目嘉宾简介

复旦大学附属中山医院骨科主任、脊柱外科主任董健主任医师,中华医学会上海分会脊柱学组副组长,中国中西医协会上海分会脊柱外科协会副主任委员,骨伤科协会副主任委员,擅长脊柱疾病的外科治疗。

门诊时间

周一全天,周五上午。(最新门诊时间,请关注医院信息。)

高　源:现在很多年轻人长期对着电脑,会出现颈肩不适的症状,那这个是颈椎病吗?

董　健:实际上这个不是颈椎病的典型症状,只是因为长期的颈部姿势不当造成的颈部肌肉软组织的劳损,而引起的颈部的酸胀不适,并不是颈椎病。颈椎病是骨骼、椎间盘或韧带压迫神经导致的,它的本质是神经受损。它主要有两种表现,一种是压迫周围神经,表现为上肢或前臂麻木;另一种是压迫中枢神经,就会表现为走路无力或不能走路。如果单是颈部不适,我们无法判断是否是颈椎病。

高　源：很多老年人会出现走路无力的症状，说像脚踩在棉花上，这也和颈椎病有关吗？

董　健：一般来说，颈椎病有两大类型：脊髓型颈椎病和神经根型颈椎病。脊髓型颈椎病典型表现是走路无力、控制力差，感觉脚像踩在棉花上一样，抬不起脚，容易摔跤。很多老年人认为自己颈部没有不适感，不可能是颈椎病，其实这是一个认识误区。有时，颈椎病患者的颈部反而没有不适感。

另外一种，神经根型颈椎病患者的主要症状多是手发麻，单侧的前臂、上臂麻木无力，如果是双侧，有可能是其他类型颈椎疾病。

高　源：有很多人得了颈椎病之后，就会去做牵引、理疗、推拿，那么牵引、理疗、推拿这些手段能够治疗颈椎病吗？

董　健：实际上，并不是所有的颈椎病患者都适合做牵引或者推拿的。如果患者有脊髓型颈椎病的表现，或已经确诊为脊髓型颈椎病，是不能推拿的，甚至可能导致瘫痪等严重后果。确诊的神经根型颈椎病患者一般可以进行轻度的推拿和牵引。总之，颈部的推拿、牵引一定要慎重，在确诊可以进行这类治疗的时候才能去做。

高　源：那又该怎么确诊呢？

董　健：要确诊最保险的是CT和磁共振都做，才能更清楚地看清到底是什么样的病情。

张阿姨：我现在半夜起床上厕所的时候，双侧手臂就会发麻，睡着的时候没有感觉，站立的时候也没有感觉，请问一下这是颈椎病吗？

董　健：就您目前的症状来看，有可能是颈椎病。因为人的颈椎在卧躺和站立的时候，受力是不一样的。听您的症状描述，应该是问题不大，轻微的颈椎病表现，您可以到医院配一些营养神经的药。如果您想找清根源，就去正规医院做CT和磁共振，仔细检查一下。

高　源：很多人早期出现了颈椎病的症状，如果延误了治疗，发展下去后果会很严重吗？

董　健：这个问题提得很好。我们前面也提到了，颈椎病主要有两大类型：脊髓型颈椎病和神经根型颈椎病。大多数的患者是属于神经根型颈椎病，这种类型仅仅会表现为手麻而已，应尽量采取保守治疗，极少需要做手术。而一旦确诊为脊髓型颈椎病，就一定要做手术。因为这时候会压迫中枢神经，如果不做手术，患者瘫痪的风险会很大。

高　源：那现在这个颈椎病的手术是微创的吗？

董　健：因为颈椎病手术涉及脊髓还有神经，所以这些手术我们临床都称之为"高危手术"。一旦手术出现后遗症，可能给患者造成很严重的后果。所以我们在做颈椎病手术时，都是采用精细操作，显微镜加头灯等设备，从这个角度来说，可以叫作微创手术。

高　源：有网友就问，如果出现手脚麻的症状，应该吃些营养神经的药，那这个营养神经的药一直要吃吗？

董　健：对神经根型的颈椎病而言，因为它对神经的压迫不是很厉害，所以一般吃一些营养神经的药，再加上不良生活习惯的纠正，都会好起来。一般口服药吃2~3周，如果还没有效果，就可以考虑换针剂注射，可以采用阶梯式的治疗方法。

高　源：有网友问，脖子转动会有声响，还有疼痛感，这是颈椎病吗？

董　健：这不属于颈椎病，而是颈椎退变的表现。如果时间长了要尽快去纠正,以免进一步发展导致颈椎病。

高　源：现在有种说法叫作"一句话治疗颈椎病",就是包括"后仰脖、拍肩膀、米字操"等,这些有效吗?

董　健：这些对于颈椎的保健还是有效果的,但是这些方法只适用于我们上面讲得神经根型颈椎病,也就是大部分的颈椎病,但是并不适用于脊髓型颈椎病。所以,最重要的还是要确诊到底属于哪一种类型的颈椎病,不能盲目自行治疗。

高　源：那颈椎上长了骨刺,算颈椎病吗?

董　健：这也是一个临床上会被经常问到的问题。实际上,长骨刺是人体应对外界的保护性反应。颈椎长骨刺,实际上是颈椎为了自身稳定。所以,只要骨刺没有压迫到神经,我们一般就不认为是颈椎病。只有它压迫周围神经或者中枢神经时,我们才把它叫作颈椎病。对压迫中枢神经的情况而言,只有尽早地去除中枢神经的压迫,才有可能治愈,如果等到中枢神经被压迫到引起大小便失禁了,再去做手术,已经就太晚了;对于压迫周围神经的情况,情况会好一些,只要及时解除对周围神经的压迫,症状就会消失。

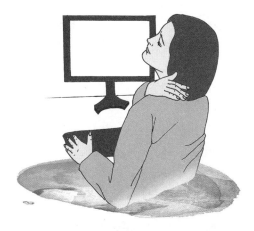

平板支撑

节目嘉宾简介

　　上海交通大学医学院附属瑞金医院骨科的吴文坚副主任医师,中国医师协会骨科分会胸腰椎学组成员,上海骨科协会微创学组成员,擅长颈椎病、腰椎退行性疾病、脊柱畸形、脊柱损伤的诊治,尤其是脊柱疾病的微创手术治疗。

门诊时间

　　周一、周三下午。(最新门诊时间,请关注医院信息。)

高　源:最近,很多人都在谈平板支撑啊,那它有什么动作要领吗?

吴文坚:如果做过俯卧撑的话,就会比较好理解这个动作要领。首先是俯卧,双肘弯曲支撑在地面上,肩膀和肘关节垂直于地面,双脚踩地,身体离开地面,躯干伸直,头部、肩部、胯部和踝部保持在同一平面,眼睛看向地面,这样保持均匀呼吸,来达到锻炼肌肉、消耗脂肪的目的。

高　源:那平板支撑真的可以减肥吗?

吴文坚：从消耗能量的角度来说，平板支撑消耗的能量并不是很多，减肥效果并不见得比其他有氧运动更好。平板支撑最主要的作用不是减肥，而是腹部和腰背部的肌肉锻炼，增强肌肉力量，可以起到减轻腰背痛一些作用。

高　源：做平板支撑可以减轻腰背痛，那对中老年合适吗？

吴文坚：如果是从锻炼肌肉的角度来说，对有锻炼腹部肌肉和腰背部肌肉需求的朋友来说，无论年轻年长，都可以做平板支撑。如果从能够减轻腰背痛的角度，有腰背痛的朋友，尤其是腰椎间盘突出或椎管狭窄的中老年朋友就非常适用。因为一方面做平板支撑的腰部动作幅度不大，不用过度活动腰椎，就能锻炼腰背部肌肉，从而增强肌肉对腰椎的支撑作用，减轻腰背部的疼痛；另一方面，在做平板支撑的时候，腹肌、腰背肌前端和后端的肌肉同时都能得到锻炼，这是别的像仰卧起坐、燕子飞这些动作所做不到的。

高　源：平板支撑是越久越好吗？

吴文坚：不是越久越好的。其实任何锻炼都需要循序渐进、因人而异。平板支撑作为一种运动，它的效果在于改善你身体的活动状态，无法彻底"治病"，因而也就不是时间越长越好。

如果一次支撑能达到60秒左右，可以每天坚持做几次，也还可以视自己情况隔天做，就可以达到一定的训练强度。一开始无法达到60秒的，可以从10秒、20秒开始，逐渐增加，不必苛求长时间的支撑。

高　源：上面我们也提到平板支撑对有腰背痛的人群比较适合，那还对哪些人群比较适合呢？

吴文坚：首先，平板支撑作为一项运动锻炼方式，是比较有普及性的。其次，对有些肌肉力量不够，尤其是腰腹部肌肉力量不够的人群来说，也比较适用。还有，就是对一些腰腹部有赘肉的人群，平板支撑也可以起到一定的消耗腰腹部多余脂肪的作用。

高　源：我就有一个担心啊，做平板支撑的时候，感觉人整个力量都在肘关节和前臂上，会不会因为压力太大，对肘关节造成损伤呢？

吴文坚：这个没有必要过于担心。的确，在做平板支撑的时候，会对前臂和肘关节造成一定的压力，但是一般不会出现损伤之类的情况。其实，做平板支撑的难度不在于肘关节的支撑，而在于腰背部和下肢躯干"一条线"的维持。

实际上，有些人在做完平板支撑后，会出现一些腰部疼痛的症状，这其实可能是姿势不规范、不正确的结果。我们在这里提醒大家注意一下，如果平板支撑锻炼过后出现腰部疼痛，不要忍着继续做，而是应该先停两天，如果好转，证明是之前运动量大了，适当减量就可以了，等身体适应后再慢慢增加支撑时间。如果休息后疼痛仍未好转，这时候就需要到骨科就诊，也许是姿势不规范等问题导致了受伤。

冯阿姨：我是因为间歇性跛行去医院做的检查，发现是腰椎退变，临床诊断是腰椎管狭窄，我既不会游泳，也不会骑自行车，您看我适合做哪些康复性运动？

吴文坚：其实这种情况，我们临床上比较多见。虽然我们知道，游泳运动对身体很好，但是因为很多老年人可能不会游泳，或者限于条件，不能游泳。所以这个时候，平板支撑对他们来说就会比较适合。而且这位冯阿姨因为已经出现了间歇性跛行，并已经有椎管狭窄的症状了，这时候过深过大的腰椎动作就不太适合了。

宋阿姨：我就是腰部酸得厉害，去医院做影像学检查，显示是生理曲度变直，相应椎管狭窄，腰椎退变，我想问一下医师，像我这种情况应该怎么锻炼?

吴文坚:像宋女士这种情况,也可以尝试一下我们今天谈到的平板支撑,因为宋女士也有这个相应椎管狭窄的病症。但是,所有的锻炼都是辅助治疗,最好还是先去门诊看一下具体的病情,再根据医师的意见,看一下做哪些有针对性的锻炼活动。

高　源:那么有骨关节疾病的人应该怎么样进行锻炼呢?

吴文坚:有骨关节疾病的人进行锻炼其实是一个比较专业的问题,最好还是在专业医师的指导下量力而行。这里,我可以和大家分享一下,美国关于骨关节患者治疗锻炼,所谓的"SMART"原则:
1)运动与锻炼要从缓慢、低强度的开始。
2)如果运动过程中疼痛加剧,运动的方式和强度可能就需要调整。
3)控制好关节活动的强度,不要过度。
4)要不断学习和认识安全锻炼的方法。
5)最好与专业人士,如你的医师、理疗师等探讨合适的锻炼方式。
这里要注意的是,如果病情比较严重了,体育锻炼包括我们今天主要说的"平板支撑"是不能取代正规治疗的,它仅仅是一个辅助治疗的手段,是不能取代手术和药物治疗的。

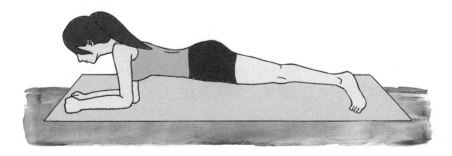

走路腿痛

高　源:有的人走着走着腿就酸痛,歇一会儿能好转,再走就又痛了,这种"走走停停病",是不是有个医学术语叫作"间歇性跛行",对吧?

冯　睿:对的。间歇性跛行——"间歇性"指的是腿有时痛,有时不痛,具体来说,走了一段路后会痛,休息一会儿又好了,再走同样距离,又痛了,所以也被叫作"走走停停病"。这种"痛"不仅指酸痛、胀痛,也包括有人会感觉腿特别沉重、特别紧,抬不起来。

高　源:那走路腿痛,应该怎么判断,到底是与骨骼有关,还是与血管有关呢?

冯　睿：一般地，我们把间歇性跛行分为两大类：

1）一种叫作血管性间歇性跛行：它主要是因为腿部动脉狭窄导致供血不足，走路时耗氧更多，而供血跟不上，腿就痛了。

2）还有一种就是神经性间歇性跛行：它主要是腰部脊髓或神经根受到压迫，走路时局部淤血严重，压力加大。

刘阿姨：我就是"走走停停病"，一开始是腿抽筋，后面就是整夜脚很酸，后来去医院检查，医师说有椎间隙狭窄，腰椎滑脱，您看一下这是什么情况？

冯　睿：从您的症状来看，应该是腰椎的问题引起间歇性跛行的可能性更大一些，血管性的间歇性跛行不是很明显，建议您还是先去专业的骨科医院检查一下腰椎，确定一下病因。

高　源：您刚才提到啊，要排除是血管性间歇性跛行，要搭一下足背动脉，您能详细解释一下吗？

冯　睿：其实我们人体有两条主要动脉，一条是颈后动脉，一条是足背动脉。我们通常测试心跳的，都是搭手腕上的"桡动脉"，其实我们还有足背动脉，经常搭一搭，也可以发现很多问题。就是摸一摸脚面上的动脉，两边动脉跳的次数是否一样，两边脚的温度是否一样，如果都一样，那么你的一侧的脚痛，基本上就可以排除是血管的问题。如果你脚痛的一侧正好也温度偏低，跳的次数也偏低，那么很有可能就是血管性间歇性跛行了，这时候就要检查血管了。

此外，还有一个也可以来帮助区别是血管性间歇性跛行还是神经性间歇性跛行，就是腰猛地后仰，或者突然咳嗽，打喷嚏，看脚痛这些症状是否会加剧。因为突然咳嗽、打喷嚏这些行为都会引起脊髓、神经根这里的压力改变，所以会对神经性间歇性跛行的症状发生作用，而对血管性间歇性跛行的症状没有什么明显影响，这些也可以帮助我们进行鉴别。

高　源：那么可以通过脚痛这个症状来区别这两种间歇性跛行吗？

冯　睿：首先脚痛的部位，两种间歇性跛行是有一些细微区别的。血管性的间歇性跛行，一般来说，是越靠近远端，缺血越严重，患者往往是小腿肚、脚趾、脚后跟痛，两边疼痛程度不同。对神经性腰部间歇性跛行，往往表现在患者臀部、大腿后侧的放射状疼痛，有"一根筋被吊住"的感觉，有时还伴随部分下肢皮肤感觉减退，两边疼痛程度相似。

高　源：那为什么有的人走路的时候会痛，而有的人不走路的时候也会痛呢？

冯　睿：那应该是处于下肢动脉堵塞的不同阶段造成的。一般地，我们把下肢动脉堵塞分成四个阶段：
1）代偿期：血管已有堵塞，但不严重，患者没有明显感觉。
2）间歇性跛行期：表现为我们一开始说的症状，就是走着走着腿就酸痛，歇一会儿能好转，再走就又痛了。
3）静息痛：就是不走路腿也痛，尤其是晚上睡觉时痛得特别厉害。
4）严重脚梗或腿梗：轻的话脚趾发黑发紫，严重的话整个脚、小腿的血管坏死，甚至更严重的就不得不靠截肢来挽救生命。
所以，一旦发现"走走停停"的问题，一定要及时就诊明确病因，如果的确需要手术才能解除症状，一定不要拖延。

高　源：您刚才提到了，要搭足背上的动脉，有网友就问啊，她说她怎么找不到脚上的动脉？

冯　睿：是在脚面上，我们老百姓一般叫作脚面，我们医师叫作脚背。一般来说，足背动脉在脚面中间位置，但是每个人可能差别很大，偏左、偏右、正中的都有。

高　源：如果怀疑是血管的问题的话，是不是要做一些诊断？

冯　睿：这个诊断不是太难，首先我们会进行触诊诊断，之后再进行彩超、下肢动脉CTA（CT增强扫描）等辅助检查，有了这个医学三维影像之后，我们就更好地确定具体病情了。

高　源：那如果确诊的话，应该怎样进行治疗呢？

冯　睿：如果下肢动脉CTA做出来，显示是比较严重的血管堵塞，那就需要尽早地进行手术治疗。像这种情况，以前会做搭桥手术，用一段人工血管进行血液导引，但现在首选的是腔内介入治疗，也就是植入支架，这个手术相对搭桥手术而言，有很多优点：首先就是创伤小；其次是麻醉简单，大部分是局部麻醉就可以了。简单快速，效果立竿见影，患者一般第二天就可以下地。

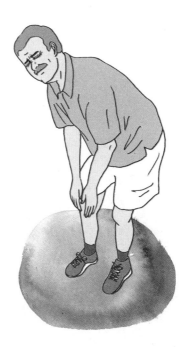

高　源：以前听过，如果是心肌梗死的话，心脏就可以放个支架，那么和这个机制是一样的吗？

冯　睿：是一样的。和冠状动脉堵塞的发病原因相似，都和高血压、高血脂、高尿酸、高年龄等原因有关。所以从预防的角度来看，控制这些高危因素也是预防间歇性跛行最基本的措施。

第七篇　妇科保健

雌激素补充治疗骨质疏松

节目嘉宾简介

　　复旦大学附属华东医院骨质疏松科的李慧林主任医师，擅长治疗各种原发和继发骨质疏松症，以及妇科相关骨质疏松症。

门诊时间

　　周一下午专家门诊。（最新门诊时间，请关注医院信息。）

　　高　源：有这样一个说法啊，就是更年期女性出现的各种各种的症状，根源就是雌激素水平的下降，是这样的吗？

　　李慧林：我们首先来介绍一下女性更年期，它是女性一个比较特殊的年龄阶段，是一个泛指的术语，主要是指卵巢功能开始衰退到停止的这段时期，时间可以长达15~20年。实际上，更年期也有若干个阶段组成，因而每个女性更年期经历的过程和时间也是不同的。我们说更年期是女性一个非常特殊的时期，它的特殊就主要表现在雌激素水平的逐步下降。

　　高　源：那我们都知道啊，由于雌激素下降，部分处于更年期的女性会出现虚汗、睡眠质量差、情绪不稳定等症状，那它跟骨质疏松有什么关系吗？

李慧林：你刚才说的这些症状主要表现在绝经早期，这里不容忽视的一点就是，随着雌激素水平的逐步下降，骨量流失增加，而骨的合成跟不上流失，长此以往，便会导致更年期后期的骨质疏松症状。

高　源：那女性是应该在刚进入更年期就补充雌激素呢，还是等出现了相应症状再补充呢？

李慧林：是这样的。一般呢，由于骨量减少是一个不容易被发现的过程，而更年期的一些其他像睡眠质量差、情绪不稳定等症状则往往比较明显，因此在出现这些症状时，如果在医师建议下适当补充雌激素，不仅对骨骼有好处，对缓解精神压力、情绪症状等也会有益。

其次，就是对于那些接受过妇科手术，拿掉了子宫或卵巢的30~40岁的妇女，她们也会出现一些更年期的早期症状，这个时候合理补充一些雌激素，也是很好的。

还有，就是目前有关雌激素补充已经逐步形成了一个"窗口期"的概念，窗口期指小于60岁，绝经10年以内。这个时候是补充雌激素的最佳时机，而在此时进行雌激素补充治疗，相对于非窗口期的补充，风险更小，也更安全有效。当然，这需要在医师的指导下进行补充，补充完之后还要定期随访检查。

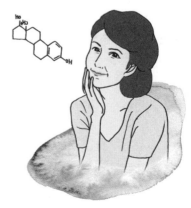

高　源：那您能再详细介绍一下，哪一个年龄段补充雌激素会更好一些，哪一个年龄段补充雌激素相对风险会高一点吗？

李慧林：首先，我们刚才讲的那些由于妇科疾病切掉了子宫或者卵巢的女性，绝经期症状过早出现，这时候是要进行雌激素补充的。还有，就是45岁前就绝经的女性，需要补充雌激素。另外的，50多岁的女性绝经之后，如果会出现一些比较明显的，如抑郁等症状，且补充了雌激素之后，症状明显好转的，也是比较适合补充雌激素的。

高　源：有一个网友问啊，她已经60岁了，出现了骨质疏松，心血管也有点损伤，这个时候补充雌激素是否已经错过了窗口期，还能补充吗？

李慧林：我们首先分析一下她的基本情况啊，年龄已经是60岁了，还有出现了骨质疏松，还有心血管损伤的症状，像这种情况已经不是很适宜再补充雌激素了。根据国外的研究和治疗现状，如果60岁以后只是单纯的绝经后骨质疏松，建议可以选用其他非激素类药物进行治疗。而如果合并有更年期的其他症状，这时候可以咨询医师意见，看情况是否加用一些雌激素进行辅助治疗。

高　源：有的人一听是雌激素都不太敢用，即使是处在"窗口期"，便转而使用一种叫作"植物雌激素"的东西，这种植物雌激素有用吗？

李慧林：如果从改善某些更年期症状的角度，植物雌激素是可以用的。但是很多的研究文献都表明，植物雌激素可以发挥的作用微乎其微，对骨质疏松是否有预防作用目前也难以证实。当然，一旦已经发生骨质疏松，还是要用抗骨质疏松药物治疗，这个时候再单纯使用植物雌激素或者常说的喝豆浆之类的方法肯定就远远不够了。

高　源：有网友问啊，长期吃钙片会不会加重动脉硬化？

李慧林：目前的很多研究文章都没有判定补充了钙质会对血管产生不利影响，也有很多研究文章认为缺少钙质反而会加重血管疾病的发生。所以，合理的补充钙质不会引起血管疾病的。

高　源：想问一个关于雌激素检测的问题啊，我们也都知道女性雌激素的水平是波动的，那么什么时候检测雌激素水平会比较准确呢？

李慧林：对那些卵巢功能已经衰退，绝经的女性，什么时候检测都是可以的；对于那些还有生理期的女性，一般月经第5天可以检测。

高　源：有没有哪些人群是不适合补充雌激素的？

李慧林：当然，补充雌激素也是有一些禁忌证和慎用情况的：
1）有不明原因的阴道流血。
2）怀疑有乳腺癌。
3）性激素依赖性肿瘤患者。
4）活动性静脉、动脉血栓，栓塞性疾病患者。
5）严重肝肾功能障碍患者。
6）脑膜瘤患者。
7）子宫肌瘤、子宫内膜异位症、子宫内膜增生患者慎用。
8）血栓形成倾向的胆囊疾病、系统性红斑狼疮患者慎用。
上述这些情况都是不适合补充或者谨慎补充雌激素的，希望广大女性朋友特别注意。

陈阿姨：我已经超过60岁了，但我40多岁就已经绝经了，在我不到50岁的时候出现了骨质疏松症状，像我这种情况，您看是否我的骨质疏松和绝经较早有关系呢？

李慧林：像我们前面说的，绝经之后，意味着卵巢功能已经开始衰退，雌激素水平也下降了，而雌激素水平下降又导致骨的流失速度加快，长此以往，后期就会出现骨质疏松的症状。我们经过大量的临床总结发现，绝经早的女性往往更容易出现骨质疏松，此外，也和月经初潮的早晚也有关系，月经初潮晚的女性也往往更容易出现骨质疏松。

坚挺美胸患乳腺癌的概率

高　源:我们平常人的观点是认为,女性的乳房越致密坚挺越漂亮啊,但是最近有这样一种说法是女性的乳房越致密坚挺,患乳腺癌的风险越高,是这样吗?

庄志刚:其实,我想很多人对这个研究结论存在误读。这个说法里的"致密坚挺",其实指的是乳腺组织较多,相对来说,乳腺组织多的人肯定会比乳腺组织少的人患乳腺癌的概率更大。

乳腺组织对乳房有支撑的作用,而脂肪组织则比较松软,无法支撑乳房。所以,很多绝经后妇女的乳腺组织被脂肪组织替代后,乳房下垂就非常明显。从乳腺癌发病率来说，中国女性多发于45~55岁，国外女性多发于绝经后，这又与药物等原因导致乳腺组织残留有关。所以，有些人的体检报告会写"双乳乳腺退化不全"，这个时候一定要做进一步检查，看是否有病变。

高　源：有网友问，喝牛奶会增加患乳腺癌的风险吗？

庄志刚：国外有过研究，喝牛奶本身并不会增加患乳腺癌的风险。但是有一些不法商贩为增加奶牛的产奶量，使用激素、抗生素等，喝这样的牛奶就可能增加患乳腺癌的风险，原因就在于局部的雌激素水平过高。

实际上，女性一生中暴露于雌激素的时间长短和乳腺癌是密切相关的，这也就是为什么绝经时间晚与月经初潮早的女性，患乳腺癌的风险都会增加的原因。所以为避免雌激素过量，在饮食上也要尽量少吃含大量雌激素的食品，如蜂王浆、哈士蟆油、胶原蛋白等。

高　源：这就是说是雌激素过高会增加患乳腺癌的风险，那更年期雌激素水平下降，补充雌激素会增加患癌风险吗？

庄志刚：其实关于更年期的雌激素补充，是一个很复杂的问题。在国外，雌激素替代疗法在2000年前曾广受推崇，而2000年后，也就慢慢地不被推崇了。像在美国，乳腺癌发病率自此以后也的确有下降的趋势。而有些女性的确由于雌激素下降导致严重的更年期症状，这个时候，一定不要乱用保健品，建议找专业的妇科内分泌专家检测一下雌激素，在严密的医学监测下适当补充，这是比较安全的。

高　源：那怎么知道自己的乳腺组织是多还是少呢？

庄志刚：最简单的就是通过触摸，乳腺组织比脂肪组织更结实，以你触摸自己鼻尖的手感为标准，触摸乳腺组织的手感介于脂肪组织与鼻尖之间。另外,定期到医院做B超或钼靶检查也是很重要的。

李阿姨:我已经有60岁了,由于爱好游泳等运动,好像看上去没有同龄人出现的乳房下垂,去医院检查,医师也是这样说。但是我有个特殊情况,就是在48岁的时候切除了子宫,我现在听您一说有点纠结,您看看我是什么样的一种情况?

庄志刚:首先呢,运动不但不会增加患乳腺癌的风险,反而会减少患乳腺癌的发病风险,尤其是游泳运动。其次,运动使得乳房挺拔,实际上是锻炼了局部肌肉,而不是乳腺组织使得乳房挺拔,这是需要分清楚的。还有就是,像您的这种乳房退化不全的情况,可能跟您的经常运动有关系,但是不会增加患乳腺癌的风险,我反而建议您继续坚持游泳这项运动。

高 源:我们前面也说过啊,患乳腺癌是一个综合性的致病因素,对吗?

庄志刚:对的,它是一个多因素的致病机制,具体的致病因素,很多医学家还在研究。它的致病因素是一个综合的作用,跟所在的家族史、生活方式、心情、基因等都有关,单纯的乳腺组织多并不一定导致乳腺癌的发病。

祝阿姨:我女儿今年28岁,未婚,左侧的乳房有一个结节,去医院检查,相关雌激素水平偏低,现在就面临两难,您看一下应该怎么办?

庄志刚:如果您的女儿月经正常,没有多毛的症状,就是单纯性的突然发胖,还是首先建议您到我们医院做一个内分泌系统检查。还有就是应该多进行体育锻炼,节制饮食。此外,雌激素水平的检测应该是多次检测比较准确,不能仅凭一次较低的检测结果就断定雌激素水平偏低,盲目进行雌激素补充治疗。

高　源：您前面提到了啊，要定期进行乳腺检查，那多久一次比较合适呢？

庄志刚：一般呢，35岁以上女性一定要定期进行乳腺检查。检查手段一般包括医师手诊、B超、钼靶，必要的时候可以做磁共振检查。钼靶检查的话，35~45岁女性可以每两年做一次，45岁以上或高危人群每年做一次。

高　源：隆胸手术是否增加患乳腺癌的风险？

庄志刚：隆胸手术有很多种，每种方法都有不同的副作用。相对来说，最危险的是异体移植，像硅胶等，万一发生局部泄漏，会有局部癌变的可能性。在一般没有泄漏的情况下，还是较安全的。

高　源：那过于致密的乳房在乳房检查中，是不是会对早期发现乳房疾病产生影响？

庄志刚：是的。一般来说，未生育的女性乳房比较致密，这样反而不利于我们进行检查，比如在做钼靶检查或者B超中，乳腺组织过于致密，就会不容易发现里面可能有的肿块等。这也就适当解答了为什么没有哺乳过的女性是乳腺癌的高危人群之一，而哺乳过的女性风险相对较小。

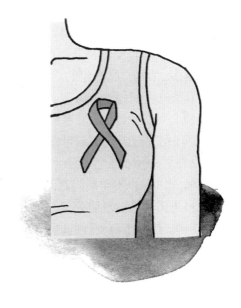

女性癌症的四大误区

节目嘉宾简介

上海市疾病预防控制中心肿瘤防治科的郑莹主任医师。

高　源：您认为目前关于女性癌症的最大的认识误区是什么呢？

郑　莹：最大的认识误区就是认为女性癌症特别是乳腺癌正在年轻化。因为我们大家看到，城市里乳腺癌发病率越来越高，新闻报道中也大量出现年轻女性得乳腺癌的病例，人们也因而对这个问题的关注越来越多。那么，乳腺癌的"年轻化"趋势究竟存不存在呢？我们拿数据来解答这个问题。上海市疾控中心积累了40年的研究数据显示：

1）40年内，女性的乳腺癌平均发病年龄从54岁推迟至57岁，既没有"年轻化"，老龄化也不明显。

2）55~59岁的女性乳腺癌发病风险最高，比40~49岁年龄组发病率高23%，比30~39岁年龄组高出4倍。

3）上海女性的乳腺癌发病年龄确实要比欧美女性的乳腺癌发病年龄早一些，但是上海女性的乳腺癌发病率却只相当于欧美的一半，发病风险要小一半。

4）每个年龄段的乳腺癌发病率增长也并不一样，40岁以上年龄段的乳腺癌发病率都在增长，而相应的20~29岁的乳腺癌发病率没有明显的变化。30~39岁年龄段在1995年之前是呈现乳腺癌发病率增长的趋势的，但是过了1995年，乳腺癌发病率反而出现下降的趋势，也就是说育龄妇女的乳腺癌发病风险是在降低的，也因而从另一方面说明了"乳腺癌发病年轻化"是站不住脚的。

高　源：看了上面的数据，我们也就比较清楚地知道，我们到了哪一个年龄段就要注意预防乳腺癌了，对吗？

郑　莹：其实，对于乳腺癌的预防来说，不能到了平均发病年龄才重视，早防早治才是最重要的。虽然乳腺癌发病是随着年龄增长，发病风险逐步加大的，但是也和很多方面如遗传、生活方式等因素有关。因此，对于到了育龄期的女性来说，要养成每个月定期乳房自查的习惯，每年看一次乳腺专科门诊，按需筛查。生活中少摄入高脂肪食物，此外，也要合理安排生育。这里针对预防乳腺癌而言，多生育孩子一方面降低女性受雌激素的暴露时间从而降低乳腺癌的发病风险，另一方面增加母乳喂养孩子的时间，也可以降低乳腺癌的发病风险。

高　源：那么接下来你们发现的第二个认识误区是什么呢？

郑　莹：第二个认识误区就是有的人认为"有得癌家族史才会得癌，没有得癌家族史就不会得癌"。实际上呢，在癌症诱发因素中，家族史的确比较重要，家族史是遗传因素的外在表现，但没有肿瘤家族史并不代表没有遗传因素，有遗传因素也不一定就表现出家族史。

那么怎样正确认识癌症的家族史呢？如果家中有直系或旁系亲属得过癌症，你就要加倍小心了，因为患病风险会增高，但也不必过分焦虑。如果没有得癌家族史，你也不能掉以轻心。所以，无论有无得癌家族史，对所有女性来说，定期体检都是十分必要的。

高　源：我们在朋友圈看到各种所谓癌症的"病因"，像胡吃海喝、熬夜、吸烟等,那这些病因是否科学呢?

郑　莹:实际上呢,在朋友圈看到各种所谓癌症的"病因",在目前都没有确凿证据证明是正确的,因为医学上至今也没能确证某种特定原因就是癌症病因。我们一般认为,现实生活中有着各种不同的癌症诱发因素,而这些诱发因素之间如果发生了相互作用,就可能导致癌症。我们目前能总结的危险因素只是基于各种人群的归纳,如吸烟有可能增加患癌风险,但是这也不是百分百确定的。具体到某一个人患癌的因素,目前的医学水平还很难确证。所以我们大家在生活中,能够做的就是远离和避免已经明确的致癌因素,比如吸烟、酗酒等,还有就是加强保护因素,像经常体育锻炼、保持体重、饮食清淡等。只有这样的长期积累,才是预防癌症的正确道路。

高　源:前面我们已经讲了三个关于女性癌症的认识误区,那还有一个误区,是什么呢?

郑　莹:还有一个必须要讲的认识误区,就是有种说法认为"甲状腺癌将成为女性第二大癌症杀手"。我们觉得这个说法其实是真的不对的,所以我们在这里要把这个关于甲状腺癌的说法给大家澄清一下。其实,甲状腺癌近年来的发病增长是与诊断技术的提高有关,另一方面甲状腺癌的死亡率其实很低,愈后生存率也是很好的。当然,甲状腺癌的发患者数是有些增长的,但也没有像大家认为得那样多。以上海为例,上海每年男女甲状腺癌发生2 000例左右,还不到女性乳腺癌的一半,所以并没有大家想象得那么高发。

高　源:这里有一个网友问啊,她45岁,未婚未孕,查出来双侧乳房结节,现在是吃一些医师开的维生素E之类的,她想问除了定期去复查之外,生活上还要注意哪些问题?

郑　莹:像她这种情况,首先应该量一下身高体重,确定一下自己的体质指数是否健康,是否需要减肥或者增肥,因为像身体太瘦的话,也会增加患癌症的风险。此外呢,调整饮食也十分重要,因为饮食是调整体重的重要因素。还有,就是保持运动的习惯,增强免疫力,也有助于身体健康,并预防癌症。当然,明确乳房结节的性质也很重要。

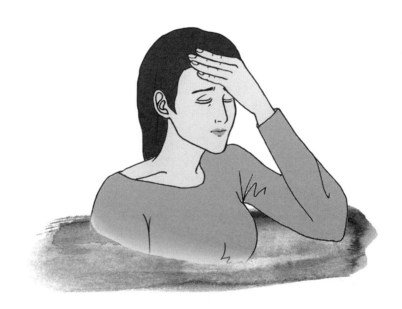

让妈妈优雅度过更年期

节目嘉宾简介

上海市红房子妇产科医院妇科的张绍芬主任医师,上海市生殖内分泌中心专家组成员,中华医学会妇产科分会绝经学组副组长,擅长生殖内分泌疾病及疑难症,如月经失调、绝经综合征等。

门诊时间

周一全天、周四上午本院杨浦院区,周五上午本院黄浦院区。(最新门诊时间,请关注医院信息。)

高　源:首先我想问的就是,焦虑、急躁等是女性更年期的典型症状吗,为什么有的人有,有的人没有呢?

张绍芬:确实在女性50岁左右的年龄段,也就是女性进入更年期以后,有一部分女性出现更年期的症状,比如刚才说的焦虑、急躁、抑郁等,是在情绪方面典型的症状。实际上,大部分的女性是可以克服这种更年期的情绪障碍的。当然,也的确有一部分女性更年期症状特别明显,这就要借助并积极配合医师的治疗,发挥自己的信心,也是完全可以解决问题的,所以更年期女性完全没有必要被贴上"更年期"的标签。

楼阿姨：我53岁,脸部潮红、出汗,现在由于骨折了,这种症状越来越严重,经常晚上睡觉,就会出汗5~6次,您看应该怎么办?

张绍芬：像您这种情况,是比较典型的更年期症状。实际上呢,是更年期激素水平下降以后,我们大脑下丘脑的体温调节中枢、情绪中枢的调节功能随之也下降,还有就是会导致骨密度的降低,骨的流失,可能会导致骨质疏松或者骨折。所以,像楼阿姨这种情况,雌激素的补充治疗应该是一个很好的选择。

高　源：楼阿姨实际上提了一个很好的问题,就是很多女性不敢补充雌激素,害怕会使小叶增生加重,或者引发更严重的疾病,是这样吗?

张绍芬：对于乳腺小叶增生来说呢,我们经过大量的临床研究发现,雌激素的补充并不会对小叶增生产生什么不好的改变。当然了,雌激素的补充也一定要兼顾乳腺的健康状况,但是乳腺小叶增生不是雌激素补充的禁忌证。

高　源：除了您刚才提到的脸热潮红,骨质方面的变化,更年期还有哪些方面的症状表现呢?

张绍芬：实际上,更年期有着多方面的症状表现:
1)情绪不稳定,会出现脸红、潮热、出汗等症状。
2)还有就是泌尿生殖道萎缩症状:阴道干燥,阴道黏膜上皮薄,检查时可以见点状出血点,性生活的时候也会感觉到疼痛。
3)皮肤皱纹增多,色素沉积明显,皮肤光泽减少。
4)皮脂的代谢会出现紊乱,特别表现在腹部脂肪累积,可能会出现小肚腩。
5)影响骨代谢,骨密度降低,骨量减少,可导致骨质疏松,引起脊椎畸形弯曲,表现在身高变矮、驼背等。

高　源：您刚才也说了啊,更年期主要是因为雌激素的水平下降而引起的各种各样的症状,那么雌激素、孕激素又应该怎么补充呢?

张绍芬：首先呢,因为患者大多是出现了绝经症状,才来医院寻求治疗的,所以我们首先要判断患者是不是处于更年期。因为更年期是女性向老年过渡的一个时期,标志就是卵巢功能的逐步衰退直到衰竭。女性这个时期雌激素水平降低的原因在于卵巢内部卵泡数量的减少,导致雌激素分泌的下降。

其次,雌激素、孕激素的补充一定要在专业医师的指导下进行,像妇科门诊、内分泌门诊、更年期门诊都可以。此外,我们不建议女性朋友自己盲目使用各种保健品,而是提倡使用天然或接近天然的雌激素与孕激素进行补充。还有就是在补充剂量上,也并不是剂量越大越好,最低的有效剂量才是最好的。

高　源：长时间的雌激素、孕激素的补充,到底有没有什么副作用呢?

张绍芬：应该来说,根据雌激素补充的适应证、禁忌证,以及患者病史等情况,按照规范,在医师的专业意见之下进行雌激素补充,经过我们多年的临床积累,没有发现会导致癌症的病例。但是呢,我们也仍要注意这方面的问题,根据国外的临床研究成果,我们目前建议选用天然或接近天然的孕激素进行补充。

黄阿姨：我今年58岁了,绝经已经10年,以前补充过雌激素,但效果不好,就没有再补充过。之后就一直有心悸、出汗、睡眠不好的症状,您看这是什么情况?

张绍芬：看症状的话,是典型的更年期的症状,但是之前黄阿姨服用过何种雌激素,我们就不太清楚了。一般来说,我们按照规范的雌激素的补充,就是上面我们讲的最低的有效剂量,应该不会出现当年黄阿姨出现的大量出血的现象,有可能是她当年补充的剂量过高了。当然,对于那些不太适宜雌激素补充或者对雌激素补充顾虑很大的女性,我们也有非激素的治疗方法,比如可以用中药和植物药,这些对于单纯改善更年期症状是有明显疗效的,但对于改善骨质疏松、代谢紊乱等深层症状,目前还没有明确临床证据。

高　源:我还想问您一个问题,就是说为什么像乳腺癌、子宫内膜癌等是因为体内雌激素太多引起的呢?

张绍芬:对,乳腺癌的致病因素中有一项是内源性的激素水平过高。内源性的激素和外部补充的激素还是不一样的,对于那些因为各种各样原因导致内源性激素水平过低的女性,更应该用外部补充的方法来补充雌激素,保证身体的健康。

高　源:网上的林阿姨问啊,她今年47岁,已经出现了月经紊乱,激素水平下降的症状,这是更年期吗?

张绍芬:一般来说,更年期的大致年龄段是40~60岁。但是对每个不同的个体来说,每个人进入更年期的时间是不一样的,在上面说的这个年龄段里,如果出现了一些我们提到过的更年期症状,就可以到医院询问专业医师,寻求他们的专业帮助。

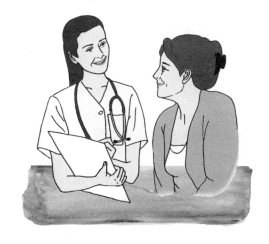

5 乳腺癌

节目嘉宾简介

复旦大学附属肿瘤医院外科名誉主任、终身教授沈镇宙教授，国际乳腺研究会会员，曾担任中国抗癌协会副理事长，原上海市抗癌协会理事长，中华医学会肿瘤学会委员，上海中华医学会肿瘤学会主任委员，上海市乳腺疾病防治中心主任。

门诊时间

周三上午。(最新门诊时间，请关注医院信息。)

高　源：我想问一下，你们外科医师叫作"触诊"的诊断方法，对于乳腺疾病来说，最小可以摸出多小的肿块呢?

沈镇宙：大概0.5厘米左右的肿块，我是可以摸出的。当然，这也要看肿块的大小和位置。如果位置在乳房的深部，或者靠近胸肌，可能就比较难摸出来。这还是需要根据各种情况，进行一个综合诊断。

高　源：那乳腺癌都有哪些高危因素呢?

沈镇宙：乳腺癌的发病是有很多高危因素的：

1）雌激素作用时间长短：初潮年龄早，像12岁以前，或停经年龄晚的人群，雌激素对乳腺作用时间较长，往往是乳腺癌的高危人群，而且比13岁前初潮、50岁后停经的人群风险更高。

2）生育方面：女性合适的生育年龄是25~30岁，35岁后的女性无论生育或者没有生育，乳腺癌发病率都相对较高，因为雌激素可以促进乳腺的增生，而孕激素对乳腺组织有保护作用，但是这种保护作用只有在一次正常生育之后发生。所以相对来说，35岁以后没有生育的女性，乳腺癌的发病风险就会更高了。另外，产后能够选择母乳喂养，也可以降低乳腺癌发病概率。

3）乳腺癌家族史：当然，乳腺癌家族史作为乳腺癌的致病因素也有不少讲究。如果母亲是绝经后得了单侧乳腺癌，那么女儿发生乳腺癌概率并不比正常人高很多；而如果母亲是绝经前得了双侧乳腺癌，那么女儿发生乳腺癌概率可能就是正常人的7~8倍。

4）遗传：与家族史不同，乳腺癌的遗传指母亲某种基因突变遗传给女儿，女儿发生乳腺癌的概率就较高；常见的是BRCA1与BRCA2突变，女儿遗传母亲的基因突变后，发生乳腺癌的概率高达70%~80%；同时，卵巢肿瘤发病率也会增加，发病年龄也较早，多在绝经前——这也正是著名影星安吉丽娜·茱莉做乳腺切除的原因。

5）单侧乳腺的乳腺癌病史：如果一侧乳腺得过肿瘤，另一侧乳腺得肿瘤的概率也高于正常人群，它患癌可能性每年增长1%，20年就是20%。所以，一旦一侧乳腺得过乳腺癌，对侧乳腺必须定期检查，以便早期发现可能的病灶，提高治愈率。

高　源：经过您详细的解释，我们知道如果有上述高危因素，就应该定期进行乳腺检查，那么乳腺检查选择B超还是钼靶呢？

沈镇宙：40岁以后的女性，建议每年进行乳腺检查，作为普查来说呢，建议是B超加上钼靶，临床检查还要再加上我们一开始讲的触诊。

高　源：有人会说啊，做了 B 超就不必再做钼靶了，这个有道理吗？

沈镇宙：这个可以这样进行选择，如果比较年轻，乳房比较致密，做 B 超效果更好，钼靶检查可以作为一个基线，定期对照；如果比较年长，乳房相对松弛，做钼靶效果更佳；B 超与钼靶的准确率均在80%左右，两者存在互补性，我们推荐两者都检查，这样准确率就可以达到90%左右。再加上外科医师手检的检出率为5%，如果三管齐下，检出率就可以高达95%。

高　源：有人就会有担忧啊，说钼靶是一种射线，如果40岁以后每年都做，会不会有什么副作用，这样的担心有必要吗？

沈镇宙：这个问题，我们临床上也经常遇到有患者询问。对于某些人担心的射线问题，其实钼靶的射线剂量微乎其微，对乳腺来说是很安全的。而每年做一次，则完全不用担心。钼靶检查对于发现早期微小的病灶很有帮助，是非常值得做的。

高　源：前面提到了 B 超还有钼靶作为乳腺检查的手段啊，又有网友问了，那磁共振对乳腺检查有什么意义吗？

沈镇宙：磁共振其实目前来说是一种非常敏感的检查手段：
1）一般靠其他检查方法难以明确病灶情况时，可以用磁共振作为辅助诊断。
2）还有如果考虑为乳腺癌患者做保乳手术时，就要先做磁共振检查——如果查出乳房内还有其他病灶，这时候就不能做保乳手术；如果没有查出其他病灶，就可以做保乳手术。
3）还有就是有乳腺癌家族史的高危人群的检查，可能也会采用磁共振。
总的来说，由于磁共振敏感度高，假阳性的发生率也较高，我们也因此一般不把它作为乳腺筛查的常规手段,而只是作为辅助手段。

高　源:那上面说完乳腺癌的高危因素及预防,现在就是乳腺癌的治疗了。我想问的问题就是,乳腺癌手术后,到底要不要做化疗呢?

沈镇宙:首先,乳腺癌的治疗应该分为两部分,一部分是局部治疗,也就是手术与放疗;另一部分就是全身性治疗,包括化疗、内分泌治疗、靶向治疗等。其次,手术后是否需要进行化疗或内分泌治疗,则需要评估复发风险,根据肿块的大小、有无淋巴结转移、肿瘤分级、雌孕激素情况等指标,将复发风险分为低、中、高,来决定是否对患者进行化疗:

1)如果复发风险是低度的,尤其是雌孕激素受体均为阳性的患者,一般仅需做内分泌治疗,不需要化疗。

2)如果复发风险是中度以上,且有淋巴结转移,建议要做化疗。

3)如果复发风险是高度,雌孕激素受体为阴性,或者淋巴结转移在3个以上,或原发灶较大的患者,就应该做化疗。

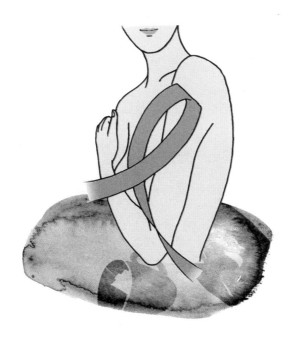

第八篇　体检与用药

影像学检查

　　高　源:我们很多老百姓去医院做检查,就是分不清为什么有时候要拍X线片?

　　严福华:这个问题很好,因为它涉及我们临床医学检查的顺序问题。实际上,X线摄片是最基本的检查,也是最简单最快速的手段,但它适用于自然对比较好的器官,像肺,因为它天然含有空气,与周围组织对比清晰。一张X线片就能看出肺里是否有异常的阴影,从而判断是否有疾病存在。还有就是骨骼,因为它与周围软组织对比也非常好,在检查骨骼疾病时往往也首选X线片。

　　有些"中空"的部位也可用X线检查,像胃,虽然自然对比欠佳,但可引入造影剂也就是钡剂,可以人工形成良好对比,这就可以看清胃的蠕动情况,有利于疾病检出。当然,因为现在胃镜技术发展迅速,相对来说可以看得更清楚,所以很多情况下首选超声内镜检查胃部,而无痛的X摄片对于很多老年人仍是适合的。

但是有些部位就并不适合用X线检查,像肝脏、胰腺,因为它们在腹腔里和周围组织没有天然良好的对比,仅通过一张X线片无法达到诊断疾病的作用,这个时候就需要CT了。

高　源:很多患者在医院做完X线片以后,医师说可能有点问题,就又让做CT,这是不是说CT比X线片看得更清楚呢?

严福华:基本上是可以这么理解。因为我们上面刚提到过对于自然对比较好的器官,可以选用X线片,但是即使在X线片上发现了病变,它的定向还是有一些困难的,所以这时候就需要做CT了。因为CT组织分辨率更高,同时是二维成像,对于极小的病变和病变的定性也更准确可靠。此外,CT也可以引入造影剂,也就是所谓的增强型CT,这样对病变的血供特点和它的形态学进行分析,利于我们综合地进行判断,所以CT的优势还是很多的。

高　源:那这个"造影剂"怎么理解呢?

严福华:造影剂简单来说,就是一个含碘的化合物。因为碘是不透X线的,碘剂经静脉注射通过血流到了全身各处,就会在病灶部位显示为高密度,便于我们检查出病灶部位;此外,碘剂的强化方式,是早期强化还是延迟强化,都对我们鉴别疾病有用处;另外一个,即使是有碘剂强化的现象,也不一定就是肿瘤,还有可能是良性肿瘤或者炎症,只是强化的强度、时间不同,这些都是我们鉴别疾病的方式,这就是要打造影剂的原因。

高　源:那这个和我们平常知道的检查冠状动脉粥样硬化性心脏

病要做的那个冠状动脉造影,是一个原理吗?

严福华:是的。另外,因为我们对碘剂造影剂进行静脉注射以后,碘剂会随着血流到达全身各处,我们是根据碘剂到达血管的时间不同进行成像的,比如大血管肾动脉是最容易的。但是像左肾动脉、下肢动脉的成像,就需要调整扫面的延迟时间。因此,根据这个原理,我们在需要做血管成像时,也多用增强CT,比如像主持人刚才提到冠状动脉造影,它实际上是检查冠状动脉粥样硬化性心脏病的一个金标准。这里需要注意的是,我们在扫描完血管后,它还是原始的横断面的图像,在后期需要借助三维重建技术,从而显示血管全貌,评估血管的形态与堵塞程度,给临床医师一个非常直观的影像和准确的报告。

高　源:通过上面我们知道啊,CT也分好几种啊,像肺癌的筛查就需要做一个低剂量的螺旋CT,而一些恶性肿瘤的筛查则要做增强CT,也就是要打造影剂,那打造影剂之前要空腹吗? 有人说对碘过敏怎么办啊?

严福华:是的。做增强CT是需要空腹的,一般要求进食后4小时才能做增强CT。当然,临床过程中有人担心对造影剂碘过敏,实际上碘过敏是的确存在的,甚至碘过敏会危及生命。但是,目前缺乏预防及预检的方法,医院能做的就是问清患者的过敏病史,像青霉素过敏、海鲜过敏等,并密切观察患者情况。所以这里我们建议,患者做完后不要马上回去,在检查室附近坐一会儿,观察有没有什么不适,预防一些碘过敏反应迟发的情况。此外,实际上碘的过敏概率也是较低的,一旦发生,医师会抓紧黄金三分钟的时间,立即抢救,大家不用过虑。因为,有时在诊断疾病时,增强CT是必不可少的。

还有要提醒的是,不适合做增强CT的人群:

1)曾发生碘过敏的人。因为有过碘过敏病史的患者,第二次过敏对人体的伤害会更大,这是有大量临床证据证明了的。

2)有严重甲亢的患者,碘剂会影响甲亢患者的内分泌系统的功能。

3）还有就是存在严重肝肾功能损害的患者,因为碘剂是水溶性的,是要经过肝肾的代谢的。

4）怀孕0~7个月的孕妇,碘剂可能会对胎儿有一定的影响。

高　源:说到孕妇了啊,那孕妇、儿童可以做X线检查吗?

严福华:孕妇怀孕8~15周时,胎儿对X线辐射特别敏感,应尽量避免X线检查。而到了妊娠晚期,因为如果有合并其他疾病像阑尾炎,需要做X线检查时,在医师建议之下可以考虑。

同样道理,儿童在生长发育期间,他的造血系统对X线的辐射特别敏感,一般不建议做X线检查。而在某些情况下,不做就无法确诊,或是疗效无法判定,在医院防护措施的保护下,可以考虑做。

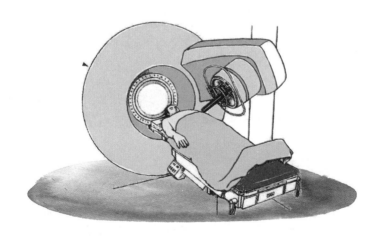

高血压患者的血管健康

高　源:首先,我想问一下啊,血压一直高和血压有时高,有时低,哪个对人体血管的损害更大呢?

吕安康:其实,不论你血压一直高,还是忽高忽低都对人体的血管健康会造成损害。所以很多人不能因为自己的血压忽高忽低,就不重视对血管的影响了。实际上,血压越高,对血管壁的压力越大,血流量也增加,压力都作用在血管内壁上,长此以往,保护细胞遭受破坏,就会出现心血管并发症;此外,出现保护细胞遭受破坏之后,血液中的杂质也更易附着在血管壁上,从而使血管通道越来越窄。另一种情况,血压过低的话,就会不利于血管向脏器输送血液、营养,长此以往,也会对脏器造成损害。所以,平稳正常的血压对保护血管非常重要。

陈阿姨:我这几天血压有点高,有时候高压到160毫米汞柱,去第二军医大看过,吃过药之后,血压又有些偏低了,头有点昏,我想问一下医师该怎么办?

吕安康:像您这种情况,说明医师给你开的这个降压药是适合您的,只是可能要在剂量上做一些细微的调整。这个药量的微调,最好是要到门诊,经过医师仔细地检查之后,再做微调。

高 源:那如果血管损伤了,会引起哪些危害呢?

吕安康:我们更应该关注高血压引起的血管并发症,实际上它是广泛性的:
1)大血管:就是动脉瘤,主动脉或腹主动脉的动脉瘤夹层破裂是危及生命的,致死率高。
2)中、小血管:像我们的肾动脉、冠状动脉、颅脑动脉等,可能有两种情况:狭窄与瘤样改变,都会影响脏器功能。
3)微、小动脉:微小动脉瘤造成脑溢血,这实际上是一个需要被纠正的误区,很多人以为脑出血是大血管破裂造成的,其实不是,大部分的脑出血都是微小动脉瘤造成的。

张阿婆:我今年82岁,我血压一直很高,最高的时候,早晨起来一量到180毫米汞柱,我现在吃得有三种药,想问问医师该如何解决我这种问题?

吕安康:像您这种情况,我们一般叫做老年性单纯收缩压高,它主要是指老年人上面的收缩压高、下面的舒张压反而低。这是因为动脉硬化造成的,属于高血压中的特殊情况。老年性收缩压升高的两大原因是血管的内膜功能差与弹性差,一般服降压药后,下压低点问题不

151

大,关键是要把上面的收缩压降到140毫米汞柱以下,但也不要降得太低。

如果用药不理想,不能单纯地叠加使用几种降压药物,有时在心内科医师指导下联合使用改善血管弹性但不直接降压的药物和降压药物,反而能起到降压的作用。

高　源:那这个降压药怎么吃效果最好呢?

吕安康:降压药起效一般是在服后3~5小时开始,所以最好选择在自己血压峰值的3小时前开始服药,这样就能达到最佳效果,同时注意边观察边服用,及时调整剂量。

高　源:刚才您提到很多老年人是单纯收缩压高,低压还可以,但是吃了降压药以后呢,低压又特别低,这个不用太纠结,是吗?

吕安康:是的,不用太纠结。这个主要是因为我们正常人体可以维持一个正常稳定的血压,血管的弹性收缩功能可以自动调节血压的高低。而老年人的血管收缩功能下降,没有以前那么有弹性了,所以老年人的血压就不容易保持得那么平稳,因而吃了降压药以后,低压特别低,也不用太过纠结。

高　源:那有没有一些方法,可以帮助我们血管的收缩功能好一些呢?

吕安康:主持人这个问题提得很好。实际上,与其说说纠结在血压的数字上,不如尽早地走进高血压的预防。这个高血压的预防非常重要,尽早、有效地治疗,可以减少高血压的并发症的发生。预防的方法是有的,但关键是能不能长期坚持做到:

1)低盐饮食。饮食清淡,这个很重要。

2)不要吸烟。烟草对高血压的预防、治疗和并发症的引起,都是很有影响的。

3)关注血脂情况。血脂较高并不会直接引起高血压,但高血脂的并发症很容易和高血压引起的并发症结合起来,就会很严重。

4)迈开腿,多运动。运动对高血压的预防、治疗和高血压引起的并发症都有很好的效果。运动一定要有规律,至少每周要有两次以上中等强度的运动;必须要长期坚持,不能三天打鱼,两天晒网。

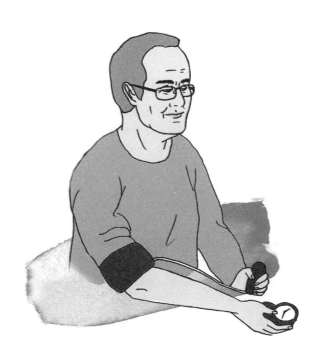

3 从尿液判断健康

节目嘉宾简介

上海长征医院肾内科的毛志国副主任医师,解放军肾病研究所的副教授,硕士研究生导师,国际肾脏病学会的荣誉学者,上海肾脏病学会的青年委员,第二军医大学首批青年学者,擅长各类肾脏疾病的诊治。

门诊时间

周二下午、周四与周五上午。(最新门诊时间,请关注医院信息。)

高　源:您能首先解释一些肾脏疾病和我们的尿液之间的关系吗?

毛志国:好。我们知道肾脏疾病不同于其他的疾病,不像其他疾病有非常明显的症状表现,如果不是特别的注意,往往很容易被忽视。我们的尿液的尿量、颜色、频率等,其实都和我们的肾脏功能相关,后面我们会详细解释。

高　源:那我们人体正常的尿液,颜色是怎样的?

毛志国：打个形象的比方，正常的尿液颜色类似于没了气泡的清爽型啤酒，透明清亮，呈淡黄色，没有泡沫。平时留意自己的尿液情况，有助于判断健康状况，早期发现问题。有时，晨起的第一次小便颜色会略深，但如果你白天的尿液颜色都正常，那不用过虑，注意多喝水，一般就可以了。

高　源：那泡沫尿是不是就是蛋白尿？

毛志国：正常人有时也会有泡沫尿，比如晨起第一次小便，但如果泡沫马上就散去了，尿液颜色也比较透亮，那问题基本不大。而如果小便有白腻腻的泡沫，经久不散，就有蛋白尿的可能，可能是肾炎、肾病综合征的早期信号；如果蛋白尿严重，这就提示肾脏病变的活动度比较高，如果没有及时发现与治疗，疾病经过几年的发展就可能恶化为肾衰竭。如果你不确定自己的泡沫尿是不是蛋白尿，严重程度如何，还是赶紧上医院，让医师帮你判断。

陈阿姨：我的儿子28岁就有痛风了，我想问一下尿毒症就是全身浮肿吗？和痛风会有关联吗？

毛志国：尿毒症和痛风有一定的关联。因为痛风或者高尿酸血症这个指标长期很高的话，对肾脏而言，有一定的毒性，实际上就有一种肾病就叫作痛风性肾病，如果这种疾病不加以控制，到了后期就会发展为尿毒症。尿毒症的临床症状很广泛，因为它的成病机制就是肾脏排毒功能的下降，所以它的症状表现个体差异也会比较大。有些耐受性比较好的人，可能早期尽管毒素水平比较高，但是也可能就是表现为一些胃肠道疾病的症状。实际上，很多肾病患者最早看的科室都是消化科。

当然，有消化道症状的人很多，但从这点判断尿毒症也是不够的，还要结合尿液与肾功能检查，或者是否有血压升高、隐血等症状一起判断。所以，最有用的早期筛查就是每年体检中必不可少的尿常规检查。

到了尿毒症后期，如果影响了人体的排水功能，患者的颜面、眼睑、下肢甚至全身会水肿，严重的水肿还会加重心脏负担，使人胸闷、透不过气，出现心力衰竭的早期表现。

高　源：我们上面谈到了正常的尿液颜色，那不正常的尿液颜色又有哪些呢？

毛志国：一些不正常的尿液颜色比如像：

1）红色：如果尿液是类似西瓜汁或洗肉水的颜色，就是血尿。如果血尿的来源是感染，通常会伴有尿急、排尿时灼热等尿路刺激症状；如果血尿的来源是有结石，会伴有尿路刺激症状，以及肾盂或输尿管的绞痛，甚至腰部的绞痛等可能症状。关于血尿，我这里还想多说一点。血尿可以分为肉眼血尿与镜下血尿，肉眼血尿就是肉眼可见的红色的尿液，镜下血尿是光凭肉眼无法看出颜色变化，但尿隐血试验结果呈阳性，并且在显微镜下观察能发现红细胞超标的血尿。需要提醒的是：尿隐血试验非常敏感，容易测出假阳性。如果尿常规查出有隐血，先别着急，此时需要辅助显微镜下的红细胞计数，才能明确是否有真正的血尿。

2）深褐色：如果长期尿液呈现酱油色、深茶水色，就可能怀疑是胆红素尿，和肝病、胆总管堵塞有关。

3）白色：如果发现尿液呈奶白色，这时候就需要做一个乳糜试验。乳糜尿是淋巴液尿，因为淋巴液中含有大量脂肪滴，乳糜尿可能是各种原因导致的淋巴回流，如果发现是这种情况，也得抓紧就医。

吴阿姨：我就是小便憋不住，去医院查了几次，各项指标都正常，还有就是我两只脚肿得厉害，想问一下医师我该看什么科？

毛志国：如果小便憋不住，各项指标又都正常，这时候就需要注意是不是膀胱本身的症状。

我们人体正常的膀胱，就像一个热水袋一样，有自动调节功能，适应人体尿液的存储和排出。但是一些老年女性,可能是年轻的时候分娩次数过多,导致盆底有些裂伤,可能会引起膀胱调节功能的下降。所以对吴女士的情况,我建议去一下泌尿外科,专门查一下膀胱功能,明确一下问题。

同样,脚肿的原因也有很多,肾脏疾病是首先要考虑的可能原因。此外,心脏、肺、肝一些病源性的疾病同样也可能导致脚肿的出现。像吴女士这种情况,虽然她的小便各项指数都正常,还是建议她去查一下肾功能。如果肾功能也是好的,就得考虑其他一些情况了。

高　源:那谈到小便了啊,就必须要涉及喝水,那人每天到底应该喝多少水呢?

毛志国:其实每天喝多少水才够,不是看你喝进去多少水,而要看你排出了多少尿。对于没有基础疾病的健康人来说,理想情况是每天饮用足量水后,可排出2升左右的尿液,这样能使尿结晶、尿路结石、尿路感染等疾病的发生概率降低50%左右。

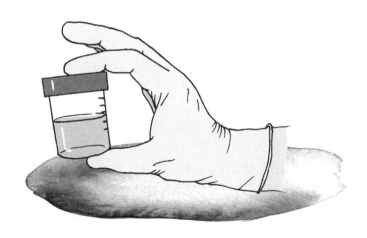

4 麝香保心丸

节目嘉宾简介

复旦大学附属华山医院心内科副主任李勇主任医师,擅长高血压、冠状动脉粥样硬化性心脏病、高脂血症的诊治,以及心力衰竭的预防,心肌梗死、严重心律失常等危重病症的救治。

门诊时间

周一上午特需门诊,周二上午专家门诊。(最新门诊时间,请关注医院信息。)

高　源:经常了解到很多人随身带着一个救命小药丸,叫作麝香保心丸,它真的能救命吗?

李　勇:我们在很多电视上,生活中也看到很多人情绪很激动,或者很劳累的时候,就容易出现心脏发闷、发痛,透不过气的症状,而如果是已经有动脉粥样硬化、冠状动脉痉挛梗阻的患者的话,心脏在这个时候血供就会完全丧失,就很容易导致心肌梗死。在这个心肌梗死之前,会有一段心肌缺血的过程,这个时候可以救急服用麝香保心丸,实际上这也是使用麝香保心丸的最佳时机。这就为患者到医院抢救赢得了宝贵的时间。所以,从这个角度来看,麝香保心丸是可以救命的。

左阿姨:我就是有冠状动脉粥样硬化性心脏病和心绞痛,症状就是像你们刚才说的,透不过气来、胸闷,医师给我开的药是"银丹心脑通",我想问的是,这个药和麝香保心丸是一样的效果吗,我可以吃那个麝香保心丸吗?

李 勇:像您这样一种情况,如果已经经过CT检查,再加上您描述的症状,那应该基本上是确诊了,是冠状动脉粥样硬化性心脏病。那么,您服用麝香保心丸是没有问题的,平时就可以服用。我们经过很长的临床研究发现,很多患者一天三次,每次两粒服用麝香保心丸,就可以有效减轻早晨起来或者走路走得快引起的胸闷胸痛的症状。但是,即使是服用麝香保心丸有很好的效果的话,也还是要接受正规西医药物的治疗,像阿司匹林,长期服用的话,还可以有效缓解心绞痛,预防心肌梗死等症状。对于"银丹心脑通",我们不是很熟悉,因为它好像没有像麝香保心丸那样做过大量的临床试验和临床积累。

高 源:我就有一个疑问啊,您刚才说麝香保心丸是救急的药,那平时也可以常服吗?

李 勇:以前因为没有大量的临床研究,我们不敢这样说。但是自从1998年以后,我们经过了大量的临床数据积累,发现平时一直服用麝香保心丸的确可以有效减少心绞痛的发病次数,大幅度改善心肌供血。因此,平时长期服用麝香保心丸是有助于冠状动脉粥样硬化性心脏病等心脏疾病的治疗的。因为麝香保心丸极易被人体吸收,起效迅速,不存在让身体产生耐药性的问题。我们有很多坚持服用十几年的患者,都没有出现什么问题。

高 源:还是要提醒大家啊,即使是服用麝香保心丸十分有效的患者，也不能仅仅依赖它，还是要像您刚才提到的啊，要及时去医院检查一下，并和正规西医结合起来。

李　勇：对的。如果患者服用麝香保心丸效果一直很明显，那可以暂时不用去医院检查，但是一旦出现前面说的效果不明显的状况，就需要立即就诊，在前往医院路上，仍可以含着麝香保心丸。因为平时一般是一次2粒，像这个时候，5~10分钟内没有效果，就可以加量到4~6粒。如果觉得味道重，还可以用水吞服，但是这样起效相对较慢，所以救急时还是建议含服。

陆先生：我是2010年突然感到心脏不舒服，到医院检查，发现是冠状动脉粥样硬化，医师给开的麝香保心丸、阿司匹林之类的药，我已经吃了2年了。现在身体感觉还可以，就是有时候会有一些心悸，请问一下医师，还需要再继续吃下去吗？

李　勇：像您这种情况，如果没有胸闷、胸痛的症状，继续服用麝香保心丸，是可以预防以后发生心肌缺血等症状的。但是服用麝香保心丸，对您的心悸，应该是作用不大的，还是建议吃一些别的治疗心悸的药物。

高　源：我们知道啊，心脏问题的表现有很多，心悸、胸闷等，任何心脏不适都可以吃麝香保心丸吗？会有副作用吗？

李　勇：这个问题提得非常好。其实，无论什么药物，都有它主要治疗的病症，如果针对别的病症而服用这个药的话，可能就会表现出这个药的副作用了。麝香保心丸是针对心肌缺血而研发的有效药物，如果你的疾病症状不是由心肌缺血引起，也就不要盲目服用麝香保心丸。如果你有心脏不适，而不明确具体病因，第一次救急的时候可以尝试麝香保心丸，然后尽早去医院检查，明确病因之后，再看情况，是否继续服用麝香保心丸。

高　源：那有的老年人说麝香保心丸有很多好的预防心脏疾病的作用,就把它当作保健片服用,这个有道理吗?

李　勇：如果已经确诊为冠状动脉粥样硬化等疾病,并伴有心肌缺血的症状,那这种情况下,长期服用麝香保心丸,的确是可以起到预防保健的作用。如果没有冠状动脉粥样硬化等疾病,也没有心肌缺血的症状,因为任何药都有副作用,当你的药不对症时,药的副作用就容易出来,所以医师也不建议将麝香保心丸作为保健品服用。

高　源：我们知道,还有一个也是心脏病救急的药,叫作硝酸甘油,那它和麝香保心丸在使用上有什么区别吗?

李　勇：硝酸甘油是西医里面用来缓解心绞痛的经典药物,也用了100多年了,这个药物的优点就是起效特别快,但是它有挥发性,所以他的储存条件比较严格一些,如果环境不合适,它可能几天就失效了。它服用时,要含服才有效果。我们曾把它和麝香保心丸做过比较,硝酸甘油一般是服用后30秒就会起效,1分钟左右,药效就会消失。而麝香保心丸服用后一般在1分钟左右起效,效果可以持续15分钟。比较明显,麝香保心丸的药效维持时间要长得多,而且含服、口服都可以。

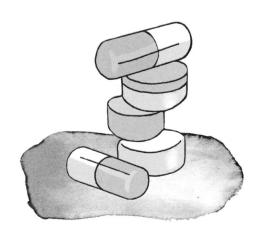

第九篇　肿瘤防治

肺部微小结节

节目嘉宾简介

　　复旦大学附属华东医院的胸外科吕帆真主任、放疗科郑向鹏副主任医师和影像科李鸣博士。吕帆真主任,中华医学会胸外科上海分会常委、中国医师协会胸外科分会委员,擅长肺癌的胸部微创手术。

　　郑向鹏副主任医师,中华医学会上海分会肿瘤放射治疗专委会的委员,美国德克萨斯大学博士、博士后,专注于最前沿的放疗技术联合化疗、分子靶向治疗、生物免疫治疗,对肺癌、食道癌等胸部肿瘤进行治疗。

　　李鸣博士,擅长肺内小结节的影像检查和诊断。

门诊时间

　　吕帆真主任　周四上午。(最新门诊时间,请关注医院信息。)

　　高　源:大家都特别想问一下啊,微小结节真的对肺癌的发现很重要吗?

　　嘉　宾:是的。微小结节有可能是肺部的良性病变,也可能是肺癌的早期信号,医师的诊断决定着患者后续能否得到正确有效的治疗。如果肺癌很早被发现,如肺癌一期的话,5年的生存率为100%,甚至有治愈的可能。

高　源：那如果体检查出肺部微小结节，该怎么办呢？

嘉　宾：结节是一个比较笼统的概念，它的出现有很多原因，包括感染、以前受伤形成疤痕、恶性肿瘤，都有可能形成肺部微小结节这个征象。首先，大家不用太焦虑，可以通过就医，找影像学专家、专业医师鉴别一下，进一步检查或治疗。结节有很多特征，和不同的原因相关，诊断后再决定下一步做什么。

高　源：那怎么判断结节是良性还是恶性，是根据大小吗？

嘉　宾：对结节的认识也是逐步在发展，最早对肺肿瘤的研究持续了一个世纪，最开始就是看大小。随着对病理学认识的发展，现在觉得大小只是一个因素，而更注重结节结构的变化、特征性的影像，我们对结节的处理也更加慎重。一般来说，对于偶发的结节，针对它的大小我们有个处理原则：对于小于4毫米的结节暂时可以忽略不计；直径5~9毫米之间的，需要半年随访一次CT；针对大于10毫米的，我们在进行正规的抗感染治疗后，这个病灶仍然没消失、没变化的话，需要胸外科医师做一个穿刺活检，做进一步的外科干预或手术。我们也碰到过较大的结节是良性的，微小的也有恶性的，大家拿到报告不要先预判，交给专业医师。

高　源：那什么是结节的特征性变化？

嘉　宾：比如，刚开始小结节的影像有"磨玻璃"，有时结构不太好判断。有的同样是磨玻璃，但血管等有明显的特征，可以和以前的影像作对比，都是很好的判断依据。也不是每个磨玻璃都是恶性肿瘤，国外有一个数据就是，恶性比例为+10%~15%，这只是一个影像学的表述，只是看上去像磨砂玻璃，很模糊。

高　源：那检查出来的微小性结节一般都会怎样变化？变大、变小、消失……哪种可能性大？

嘉　宾：有这样一个数据，就是发现的有微小性结节人群中，15%会自动消失，30%在随访过程中就会缩小，40%的随访三五年可能都没什么变化，15%的小结节在随访过程中会逐渐增大，因而这一部分是临床上最需要警惕的。

高　源：上面我们提到了肺部微小结节的可能变化情况啊，那如果结节每年都没有变化，是否可以放心了？

嘉　宾：这实际上是一个随访的问题，如果患者自身有一定的风险因素，比如有的患者是吸烟的，是40岁以上的，或者之前有职业病史的。如果存在这种恶性的风险因素的话，建议定期随访，最好每年进行一次CT检查，自身没有风险因素的患者，建议2年做一次CT检查。现在我们不建议采取胸片随访，这种方式容易漏掉一些非常早期的10毫米以下的结节，建议采用低剂量的CT进行筛查，最好每次随访都在同个医院，保留片子，便于做动态变化的评估。

高　源：那钙化灶究竟是什么？

嘉　宾：钙化是一个疾病的结果，可能是炎症或结核的后果，本身是没有活性的，只要它附近没有长出新东西，基本上是可以放心的。如果有新出现的东西，可能会与一些疾病有关。结节有可能会变成钙化灶。如果是斑点状钙化灶或者是10毫米以下的钙化灶，可以2~3年随访一次或者不用随访。较大的钙化灶需要警惕如瘢痕癌等状况，需要每年一次随访，以免造成漏诊。

高　源：说到瘢痕了啊，那很多人生过肺炎之后，影像检查就会有条索影，那条索影是属于您说的瘢痕的一种吗？

嘉　宾：一般来说，刚开始感染的时候会有水肿，感染在慢慢痊愈之后，会有纤维素的形成，最后水肿完全消失以后，就会形成一个条索影的瘢痕，它实际上是一个比较稳定的炎症损伤后的现象，无须太过担心。但是它一旦发生变化，就需要临床上引起注意。

高　源：有网友问，像小于10毫米的属于微小结节，那像5毫米这样小的结节能看清吗？能判断良性还是恶性吗？

嘉　宾：一般来说5~9毫米的微小结节，现在CT都能看。但太小的结节有时的确也看不清楚，但是仍然可以通过它的血供、形态、密度、性质，以及不断随访，对它是良性还是恶性做出综合的判断。

高　源：很多人检查肺部时都会遇到肺部纹理增粗，它意味着什么呢？

嘉　宾：就像东西用旧了，上面会有痕迹。肺部纹理增粗最大的原因是抽烟，是肺的损伤的一种形态，恶性的概率不多，它实际上只是范围很广的一个描述。

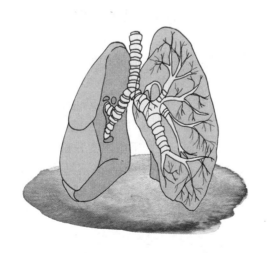

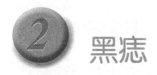

黑痣

节目嘉宾简介

上海市第六人民医院肿瘤科的郭跃武副主任医师,擅长恶性实体肿瘤,如消化道肿瘤、肺癌、乳腺癌、前列腺癌、恶性淋巴瘤、骨及软组织肿瘤,特别是转移性骨肿瘤的诊断和个体化的综合治疗。

门诊时间

周一下午。(最新门诊时间,请关注医院信息。)

高　源:为什么有的人得了恶性黑色素瘤很快就去世了,像电影《非诚勿扰》里的一个人物,而有的人可以存活30多年,像我们著名的二胡演奏家闵慧芬女士,这是什么原因造成的呢?

郭跃武:出现这样的差异,是和恶性黑色素瘤的起因和分型都是有关系的。首先,我们就要了解恶性黑色素瘤的来源。恶性黑色素瘤来源于人体内的黑色素细胞,这些细胞通常分布在皮肤的表皮结构中。我们知道皮肤分为表皮、真皮、皮下组织三层结构,黑色素细胞分布在表皮的基底部分,容易受到外界干扰和刺激,所以也是它容易发生恶变的原因之一。

高　源：那恶性黑色素瘤就是皮肤癌吗？

郭跃武：恶性黑色素瘤是和皮肤癌有区别的，恶性黑色素瘤的起源是黑色素细胞，我们把起源于皮肤其他细胞的癌变称为皮肤癌。但是它们之间也有一定联系，都是发生于皮肤的表层部位上，都容易受到外界的刺激。另外，恶性黑色素瘤恶性程度高，进展迅速，手术愈后较差，总体生存率明显低于普通的皮肤癌。

高　源：那这个黑色素细胞有什么作用吗？是决定人的肤色吗？

郭跃武：对。我们人体的黑色素细胞就是产生黑色素，它决定着我们的肤色。它还存在于我们眼睛的巩膜之中，因此我们才会有人种、肤色、眼睛的差异。

高　源：那是不是黑色素细胞越多，越容易得黑色素瘤吗？

郭跃武：恰恰相反！根据统计，黑色人种的黑色素瘤发病率远低于白种人，白种人的发病率是黑种人的十倍，而我们黄种人恶性黑色素瘤的发病率介乎于他们两者之间。黑色素细胞多的人，抵抗外界刺激的能力明显强于黑色素细胞少的人。

高　源：那恶性黑色素瘤是不是就是人体的黑痣恶变了呢？

郭跃武：恶性黑色素瘤跟人体体表的黑痣恶变有很大的关系。恶性黑色素瘤发病是有很多的高危因素的：
1）长时间的日晒，往往就是恶性黑色素瘤发病的一个很重要的原因。
2）有恶性黑色素瘤家族史，我们称之为遗传易感性的人群。
3）体表黑痣数目非常多的人，恶性黑色素瘤的发病概率也会增加。

黄阿姨：我腰上有一个黄豆大小的黑痣，摸上去要高出皮肤，以前没有注意,今天听了你们的节目,就想问一问,这个严重吗?

郭跃武:像黄女士这种情况,应该一分为二地来看。如果单纯从黄女士描述的症状来看,仅仅是高于皮肤,这么长时间了没有什么不舒服的症状,也没有表面渗液、刺痛、发痒的情况,应该是一个普通的痣。但是,因为黄女士这颗痣长在腰间,我们人体经常要摩擦到,长期的摩擦会对黑痣经常的刺激,是不利的。

高　源:那哪些黑痣比较危险?哪些黑痣又相对安全呢?

郭跃武:关于哪些黑痣比较危险,我们这里应该注意以下几种情况:

1)有毛发的痣,它的良性可能性更大,恶变可能性较小,无毛发的痣反而更需要警惕。

2)高出皮肤的痣比与皮肤平齐的"交界性痣"恶变可能性小。

3)看对称性,如果不规则,有向外伸出"脚"的不对称形态,有恶变可能。

4)看边缘是否光滑,如果不光滑,边界不清晰,也是危险因素。

5)看直径,如果直径超过1厘米,要当心恶变可能。

6)短期内迅速增大的痣,也有恶变可能。

需要注意的是,不建议在不确定良、恶性的情况下,自己先盲目点痣,以免带来恶性刺激。另外,领口处、腰间、手掌、足底足跟等部位的痣,都是经常处于摩擦状态的高危部位,生活中要格外留意。一旦这些部位的黑痣最近发生一些改变,像表面渗液、刺痛、发痒、边缘变得毛糙、痣的颜色逐渐加深且浓淡不均,痣的周围出现星星点点的"卫星痣",这个时候就要尽快到皮肤科就医判断良、恶性,决定进一步处理如手术切除。

高　源:以上说的都是以黑痣与咖啡色痣为主,那有人可能会问到红痣呢?

郭跃武：其实，红痣绝大部分是血管痣，是由于人体皮肤末梢的毛细血管瘤样增生引起的，不必太过担心。

高　源：有位网友问啊，她女儿3岁，在小脚趾近指甲部位有一个芝麻粒大小的黑痣，大半年来有点变大了，她想问一下这种情况需不需要做手术切除，如果切除，这样的手术对3岁的小孩子会不会有什么影响？

郭跃武：的确，这个黑痣的生长部位是比较容易受到摩擦的高危部位，像这样的切除手术，只要做到完整切除，对人体是没有什么影响的。

高　源：网友问啊，她女儿24岁，身体一直很健康，近几年来，就是不断地长各种黑痣，想问一下该怎么办？

郭跃武：我们的人群中，是有些人容易长痣的。对于这些人群，我们建议就是提醒他们要格外注意黑痣的变化，一旦发生前面我们提到的变化症状，就要迅速及时就诊，因为他们是比普通人更容易发生黑痣恶变的。

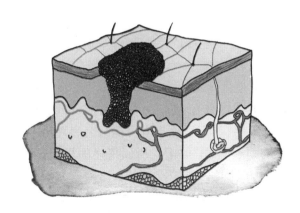

没有症状也会得胃癌

肿瘤防治

节目嘉宾简介

复旦大学附属肿瘤医院胃及软组织外科的黄华副主任医师，外科学博士，副教授，擅长胃肠道肿瘤、肝脏肿瘤的外科治疗与微创治疗，尤其是胃癌的微创治疗。

门诊时间

周一上午、周二下午。（最新门诊时间，请关注医院信息。）

高　源：首先一个问题就是，胃癌能够早期发现吗？

黄　华：答案是肯定的。在一些发达国家，胃癌早期诊断率可高达50%~70%，而我国只有15%~20%。目前，并没有一个特异性的体征可以提示是胃癌，早期胃癌患者可能只会表现为中上腹不适、消化不良等，会与慢性胃炎等混淆。所以胃癌的早期诊断现在只能依靠普查，当出现胃部不适时，应及时就医，必要时胃镜筛查。当然，胃镜也有很多种类，比如显微胃镜、超声胃镜、激光共聚焦胃镜等，这个需要专业医师决定具体做哪一种。总体上，胃镜是目前诊断胃癌最有效的工具。

高　源：有没有一种情况，什么症状都没有，也会是胃癌？

黄　华：像主持人说的这种情况，不但有，还并不少见。我们在临床中碰到过很多种这种情况，很多人通过例行体检，并没有什么症状，就发现得了胃癌。另外，一些非胃部的不适，比如左侧锁骨淋巴结肿大、卵巢肿块等情况都有可能是胃癌的表现。

高　源：那胃癌都有哪些高危人群呢？

黄　华：对于胃癌的高危人群，定期的胃镜筛查是很重要的。而胃癌的高危人群主要包括：

1）有胃癌家族史：主要是指直系亲属有胃癌的情况。这里需要澄清的一点就是，目前没有证据表明胃癌是遗传性疾病。

2）患有胃癌的癌前疾病的人群：胃癌的癌前疾病指具有胃癌异变倾向的良性疾病，如萎缩性胃炎。

3）幽门螺旋杆菌感染者，包括有感染史的人。

4）有不良饮食习惯者。

5）长期酗酒、吸烟者。

6）精神受到刺激，容易生闷气的人。

7）特殊职业者，比如容易暴露于粉尘、铅、石棉、除草剂等物质中的职业人群。

以上高危人群建议每年做一次胃镜检查，因为胃镜近几年来价格也不是那么昂贵，也方便许多。

王阿姨：我是2012年退休，我爸爸是2013年查出胃癌，他住院期间，是我一直陪护的，可能吃饭上面有些不太规律。4月份，我就去做了一次胃镜，就查出一个中度慢性胃炎和轻中度黏膜慢性炎症，医师让我不能吃辣、不能喝酒。8月份，我又去做了一次胃镜，检查结果反而更严重了，成了中度慢性胃炎和中度萎缩。我就有一个疑问，我两次检查期间很注意胃部的保养，怎么会又加重了呢？

黄　华：像您这种情况，我可以明确告诉您，您并没有胃癌早期的可能。像胃炎这种疾病，你减少辛辣食物的刺激，可能会使得胃炎的进展变得缓慢，但是并不代表它不进展。胃炎的形成，本身就有很多因素，单纯地避免辛辣食物的刺激，也不见得就一定会使胃炎好转。所以，您不要心理负担过重，保持心情愉快，可能对胃病的治疗也有好处。萎缩性胃炎虽然是胃癌癌前疾病的一种，它的癌变率约为10%，也不是都会发展成胃癌。像王阿姨这种情况，我还是建议她到门诊，针对胃炎开一点胃黏膜的保护剂之类的药等，有助于胃炎的治疗。

高　源：那您能再详细解释一下这个胃癌癌前疾病吗？

黄　华：癌前疾病首先是个良性疾病，并不是癌，只是比其他疾病变成癌的概率高。不典型增生分为轻度、中度、重度，轻、中度的问题不大，重度不典型增生需要密切随访。其他胃癌癌前疾病还包括慢性溃疡，它的癌变率约3%；还有胃息肉，尤其是较大的息肉；此外，像残胃、胃黏膜肥厚、疣状胃炎等。患癌前疾病的人除了随访之外，不要过于紧张，更不能为了有癌变的可能就开刀。即使确定癌变，早期发现并治疗，效果还是很乐观的。如果在你的诊断中，没有"癌"这个字，也没有"高级别上皮内瘤变"，那一般保持随访即可。

陈阿姨：我做的胃镜，诊断结果为窦枕状胃炎，不完全性，想问一下医师，这个严重吗？

黄　华：窦枕状胃炎也叫疣状胃炎，形态学上就是胃黏膜上长窦，有些小结节。它其实也是一种良性病变，只要针对治疗就可以，不用太过紧张。

高　源：那如果确诊为胃癌，该怎么治疗呢？

黄　华：胃癌的治疗是以外科手术为主的综合治疗。胃癌只要能

174

够手术,有手术适应证,没有明确禁忌证,一般首选手术。早期胃癌手术后一般不需化疗,进展期胃癌手术后辅助化疗则可延长患者生命,所以讲究综合性治疗。

高　源:前面我们提到胃癌的治疗,那其实外科手术也是有选择的,您能给我们讲讲开放式手术和微创手术相比,两者各有什么优缺点呢?

黄　华:首先我们理解一下胃癌的微创手术,它伤口小,是近几年医学技术进步的产物。胃癌的微创手术目前分两块:内镜下的治疗,主要适用于早期的胃黏膜内癌;腹腔镜手术,当胃癌有淋巴结转移时,这种治疗方法可以根治。

腹腔镜手术有很多好处:

1)微创:肚子上打5个钥匙孔大小的洞,术后恢复快。

2)无死角:可进入腹腔的每个角落,视角和操作都没有死角,操作更加方便。

3)整体刺激小,手术并发症少。

但腹腔镜手术目前的适应证比较窄,局限于早期胃癌的治疗。

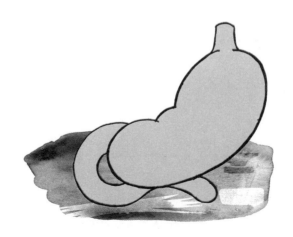

4 甲状腺结节

节目嘉宾简介

复旦大学附属中山医院副院长高鑫教授,内分泌科主任医师,中华医学会内分泌学会常务委员,中华内分泌上海分会主任委员。擅长糖尿病的诊断、鉴别诊断和糖尿病的综合治疗以及推广糖尿病教育和防治工作。实施糖尿病的强化控制、强化血压控制,以减少和延缓糖尿病远期并发症的发生和发展。对各种甲状腺疾病的诊断、鉴别诊断以及特殊类型甲亢的诊治具有丰富的经验。

门诊时间

周三、周四上午特需门诊(需要预约)上海市中山医院内分泌内科。(最新门诊时间,请关注医院信息。)

节目嘉宾简介

上海交通大学附属第一人民医院甲状腺学组组长吴艺捷医师,中西医结合学会内分泌代谢专业委员会副主任委员。主要专业特长为自身免疫相关内分泌疾病的诊治,如擅长甲状腺功能亢进症(甲亢)、甲亢眼病、甲状腺功能减退症(甲减)、糖尿病及其慢性并发症等的病因学诊断与治疗。

门诊时间

　　周二全天、周三下午上海市第一人民医院松江南院。(最新门诊时间,请关注医院信息。)

高　源:首先,甲状腺大致在人体的什么位置? 还有它对人体具备什么样的作用?

吴艺捷:甲状腺是人体一个很重要的内分泌器官,其位置就在人的颈前区,位于气管前面,其形状如蝴蝶。其重要功能就是分泌甲状腺激素,它在人的幼年时期主要调节人的生长发育,同时调控人类的各种代谢,是人类生长过程中必不可少的激素分泌器官。

高　鑫:甲状腺的直观功能就是调节体温,人类体温稳定在37℃和甲状腺的功能密不可分,其在冬天的分泌量多于夏天。由于它和热量有关,所以它还和糖类、脂肪、氨基酸的代谢有关。

高　源:那请问甲状腺结节是什么疾病呢?

高　鑫:有些结节看得见摸不着,有的则很难发现,最常用的检查技术就是利用超声波。所以结节的定义就是在超声波检查下发现的团块、有回声的物质。

高　源:如果在体检过程中发现有甲状腺结节,该怎么办?

吴艺捷:首先不要盲目恐慌,要正确认识,绝大多数结节是良性

177

结节,只有5%~15%的结节是活性结节。但是,只要发现结节,就要引起高度重视,并马上做进一步检查了解结节的性质,再确定它的治疗方法。

高　源:那请问看病要看什么科呢?

吴艺捷:一般去内分泌科就诊,由医师做一些基本的检查,例如CT、B超、细针穿刺等,并综合判断该结节的性质。

高　鑫:如果患者需要做穿刺判断,请一定要听从医师的建议。此外,良性结节和恶性结节之间的判断并不容易,所以医师是结合各类检查做出的综合判断。

高　源:请问甲状腺结节,是否需要手术?

吴艺捷:这要看具体情况,通常情况下,检查判断为活性结节是需要做手术的。多数情况下,良性结节不需要手术,但是特别大的良性结节影响了气管的功能,也需要手术治疗的。如果有甲状腺结节,最重要的是判断它是否影响了甲状腺的功能。

高　源:那甲状腺结节患者一般多少时间需要做一次甲状腺功能检查?

高　鑫:患者和病情是千变万化的,所以这是因人而异的,需要参考医师上次的诊断结果。

高　源:请问结节的良恶性和它的大小有关吗?

吴艺捷:甲状腺的良性或者活性,和患者发现结节时它的大小没有直接关系,最主要看动态变化中,甲状腺结节的生长速度是快是慢,才能初步估计其良、恶性。

高　源：那请问甲状腺结节的产生原因是什么呢?

吴艺捷：这是由很多因素导致的。比如生活环境中的污染,以及摄入碘过少或者过多,都有可能产生甲状腺结节。

高　鑫：低碘高碘都有可能引起甲状腺结节。现在随着国家的发展,大部分地区已经没有缺碘问题了,但是仍有部分内地地区因为地形问题导致缺碘。缺碘问题影响最大的就是孩子,孩子生长发育的时候缺碘会导致其甲状腺肿大并且智力低下。

此外,碘摄入量过多可能引起自身免疫病,例如常见的桥本甲状腺炎,这也是结节的一种表现。所以碘的摄入量和人的饮食习惯也有关系,紫菜、海带等食物含碘量特别高,海鲜和碘盐的含碘量则相对较少,所以说对于注意饮食习惯也是非常的重要。碘的摄入要适量,过多过少都对身体不好。

高　源：那什么样的人需要控制含碘量呢?

吴艺捷：海带紫菜的含碘量特别大,人每天只需要摄入150微克的碘,但是吃一盘海带就相当于摄入1毫克(1毫克=1 000微克)的碘。甲亢患者必须使用无碘盐,包括扫描中发现有甲状腺热结节的患者,都是要严格控制饮食的。

高　源：请问甲状腺结节是否需要做同位素扫描?

吴艺捷：这需要看结节的大小,如果甲状腺结节过小,这是扫描不出来的。

高　源：最后有个问题,甲状腺结节的质软质硬和其良恶性有关系吗?

吴艺捷：有的,总体来说,恶性肿瘤的甲状腺结节偏硬。有一种检查叫"弹性超声"，就是通过检查结节的软硬程度以判断其良、恶性。

　　高　源：总而言之，今天节目最重要的信息就是，一旦发现有甲状腺结节，首要先判断其良、恶性，就诊一定要到内分泌科或普外科。

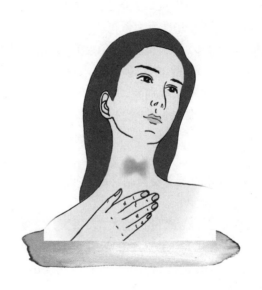

5 抗 癌

节目嘉宾简介

　　上海市第六人民医院肿瘤科郭跃武副主任医师,上海市癌症康复与姑息治疗协会委员兼秘书。长期从事恶性肿瘤的外科治疗、放射治疗及内科综合治疗,对常见实体肿瘤如鼻咽癌、胃癌、大肠癌、肺癌、乳腺癌、前列腺癌、骨及软组织肿瘤,特别是转移性骨肿瘤的诊断和综合治疗具有丰富的临床经验。

门诊时间

　　周一下午专家门诊,上海市第六人民医院肿瘤内科。(最新门诊时间,请关注医院信息。)

高　源:有听众朋友问:"爱人患乳腺癌,切除手术已4年多了,为什么右手还是肿的?"

郭跃武:通常乳腺癌切除手术是伴有腋下淋巴结清扫的,所以绝大部分的患者术后会有患侧上肢的肿大、水肿。因为身体的淋巴系统主要承担体液引流、回流的功能,由于术后这些功能已经缺失,所以上肢肿胀现象是不可避免的。当然我们也可以采用一些补救措施,比如说增加患侧上肢的肌肉锻炼,再加上一些物理治疗,通过静脉系统的回流来做一些补偿,这样可以减轻一些水肿现象。

高　源:那乳腺癌手术做淋巴结清扫是为了完全清除癌细胞吗?

郭跃武:当然为了根治疾病,尽量把有可能转移到的淋巴组织连同肿瘤组织一同清除干净,否则肿瘤可能会随着淋巴液转移到其他地方。

高　源:如果切除了淋巴结,那么它还会再生吗?

郭跃武:那是不会再生的。

高　源:请问对于一名患有癌症占位性病变的患者来说,做CT好还是做磁共振好?

郭跃武:CT和磁共振各有利弊。相比而言,CT对血管瘤的鉴别更加准确,通过造影剂的延迟显像,可以鉴别是什么性质的占位性病变。

高　源:请问做增强CT造影剂的时候,是否需要空腹?

郭跃武:最好是空腹,因为部分患者打造影剂的时候可能会有肠胃反应,这可能会导致呕吐等现象。此外,医师可能会让患者口服一些造影剂,通过胃肠道的造影剂和血管的造影剂进行双重对比以全面检查,这对于空腹患者是较容易接受的。

高　源:请问对于有肺部结节的患者来说该如何理解"随访"疗法?

郭跃武:建议40岁以上人群、有长期吸烟史的人群、肿瘤家族病史的人群(特别是肺癌)应该每年常规做一次螺旋CT,平扫检查往往容易发现小的肺部病变。医师建议"随访"表明肿瘤一般是良性的,光滑的,建议患者3个月到半年重新再做一次检查,同时可以加做一些肿瘤标志物的检查,再进行综合判断。

高　源：有患者反映,肺部结节加上淋巴结肿大要紧吗?

郭跃武：建议患者对照前后两次的CT片子,如果是典型的变化,即结节明显变大或者由光滑变为有毛刺,那应该考虑手术治疗。所以说患者进行随访后,应该对前后两次的片子做出对比,专科医师看到对比的结果做出的诊断会更有说服力。

高　源：肺癌是发病率最高的癌症之一,请问做什么检查可以完全排除肺癌的可能性?

郭跃武：往往高速螺旋CT可以基本判定肺癌的症状。此外,PET-CT也适合那些不适合做创伤性检查的患者以鉴别肿瘤的良、恶性。

高　源：请问该如何对待钼靶检查?

郭跃武：钼靶的报告应该详细描述,比如钼靶有没有详细占位? 靶的边界是否清晰? 最重要的是是否伴随钙化? 钼靶只是一种临床检测,并不能代表肿瘤的良、恶性,判定需要做进一步检查。

高　源：刚才有听众询问,老年人患皮肤癌该如何治疗?

郭跃武：针对老年人的皮肤癌,其治疗方法还是很多的。通常建议做局部物理治疗和化学治疗,这对老人影响不大,而且非常有利于对疾病的控制。如果完全不作处理是不好的,虽然老年人的癌症发展较慢,但是癌症的破溃、渗透、瘙痒甚至疼痛会影响到患者的生活质量,所以建议患者应该做积极的治疗。如果病灶不是很大,建议去看皮肤科医师。

高　源：请问肾癌术后患者该如何处理？

郭跃武：常规来说建议术后患者做半年的免疫治疗，不建议使用抗癌重症药物。

高　源：刚才有听众反映,乳腺癌术后肿瘤指标增高该怎么办？

郭跃武：这是要注意的,如果说单次检测升高但程度不明显,建议患者3个月以后重新进行检查。如果说指标维持平稳甚至下降,那完全不用担心癌症复发。

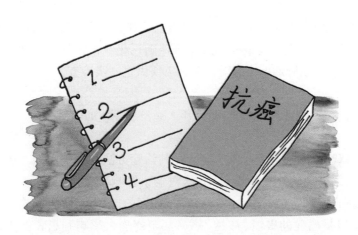

后 记

我有一个梦想，今天实现了！

当你拿到这本应该还散发着油墨清香的书籍——《名医坐堂》时，你会体会到我快乐的心情。

《名医坐堂》是上海东方广播中心旗下899驾车调频的一档科普健康教育节目，是上海滩上历史最为悠久、深受听众喜爱和信任的一档名牌栏目。不知不觉间，我主持这档节目前前后后加起来也有十年了。这十年，每天一小时，节目无间断地播出，我越来越体会到：节目的话题涉猎非常广泛，在和名医的对话中，我们经常有一些思想的火花、以及特别值得提醒大家的健康误区。而这些宝贵的内容在广播电波中往往一闪而逝，听到的人听到了，也许非常有用，不夸张地说，甚至有时会救命。而没听到的、或者当时听了一下没反应过来的听众怎么办？最好是能用文字的方式记录留存下来。起初，我会根据节目内容整理一些小贴士，在自己的微信朋友圈和节目微信中发发，积少成多，经过策划及各方的帮助整理，终于能够结集出版，实现了心中的梦想。

在这里，我要特别感谢很多良师益友，在这本书诞生的各个环节，都有你们的支持和鼎力相助，这本书的出版，凝聚着集体的智慧和辛劳。我们一起把她送给你，希望你及你的家人健康快乐、享受生活！

我还会继续陪伴你，每天下午1点，899驾车调频，FM89.9，《名医坐堂》——用我法律的逻辑思维、应该还算甜美的嗓音加上一颗懂你的心——陪你走健康人生路。

高源
2015年6月